Examens-Fragen
Pathologie

Zu den Gegenstandskatalogen 2 und 3

K.L. Heilmann G. Döhnert W. Hofmann

Mit einem Geleitwort von W. Doerr

Dritte, überarbeitete und erweiterte Auflage

1675 Fragen

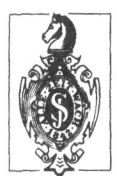

Springer-Verlag
Berlin Heidelberg New York 1982

Priv.-Doz. Dr. K.L. Heilmann
Pathologisches Institut des Städt. Krankenhauses
Robert-Koch-Straße 1, D-8300 Landshut

Priv.-Doz. Dr. G. Döhnert
Abteilung Pathologie, St. Antonius-Hospital
Albersallee 5–7, D-4190 Kleve

Prof. Dr. W. Hofmann
Pathologisches Institut der Universität
Im Neuenheimer Feld 220–221, D-6900 Heidelberg 1

ISBN-13: 978-3-540-11005-7   e-ISBN-13: 978-3-642-68231-5
DOI: 10.1007/978-3-642-68231-5

CIP-Kurztitelaufnahme der Deutschen Bibliothek
Examens-Fragen Pathologie: zum Gegenstandskatalog/K.L. Heilmann, G. Döhnert;
W. Hofmann. Mit e. Geleitw. von W. Doerr. – 3., überarb. u. erw. Aufl. – Berlin;
Heidelberg; New York: Springer, 1982.
NE: Döhnert, G.:; Hofmann, W.:

Das Werk ist urheberrechtlich geschützt. Die dadurch begründeten Rechte, insbesondere
die der Übersetzung, des Nachdruckes, der Funksendung, der Wiedergabe auf photomechanischem oder ähnlichem Wege und der Speicherung in Datenverarbeitungsanlagen bleiben,
auch bei nur auszugsweiser Verwertung, vorbehalten. Die Vergütungsansprüche des § 54,
Abs. 2 UrhG werden durch die „Verwertungsgesellschaft Wort", München, wahrgenommen.
© Springer-Verlag Berlin Heidelberg 1971, 1976, 1982

Die Wiedergabe von Gebrauchsnamen, Handelsnamen, Warenbezeichnungen usw. in diesem
Werk berechtigt auch ohne besondere Kennzeichnung nicht zu der Annahme, daß solche
Namen im Sinne der Warenzeichen- und Markenschutz-Gesetzgebung als frei zu betrachten
wären und daher von jedermann benutzt werden dürften.

2124/3140-543210

Zum Geleit

Anläßlich des Deutschen Ärztetags in Lübeck (1959) wurden
diejenigen Desiderate formuliert, in deren später Fernwirkung die heute gültige Approbationsordnung für Ärzte
(AOÄ) entstanden ist. Als Dekan des Amtsjahrs 1959/60 der
Medizinischen Fakultät der Universität Kiel hatte ich die
"Kieler Denkschrift" d.h. einen Beschluß der damaligen
Kieler Fakultät herbeigeführt, welche sich mit den Kernfragen einer vernünftigen Studienreform auseinandersetzt[1]. Sie bringt unter anderem die essentiellen Ziele
jeder ärztlichen Ausbildungsordnung zum Ausdruck. Diese
Ziele können nur in der Verwirklichung *dreier* Forderungen
liegen:

> Vermittlung einer gediegenen Kenntnis der
> Pathogenese,
> Kenntnis der Semiotik,
> Verständnis für die tragenden therapeutischen
> Prinzipien.

Wer jemals Vorsitzender eines Ausschusses für die ärztliche Prüfung gewesen ist, weiß, daß keine Ausbildungsordnung so schlecht ist, als daß nicht doch etwas Ordentliches aus ihr gemacht werden könnte. Der weiß auch, daß
an den Ausbildungs-, Bestallungs-, Approbationsordnungen
seit der Reichsgründung 1871 laboriert wurde. Die Bemerkungen unserer eigenen Fachgenossen Arnold *Heller* (1908)[2]
und Bernhard *Fischer-Wasels* (1931)[3] sind herzerfrischend.
So hatte jede Zeit naturgemäß ihre eigene "Befangenheit",
und wer nicht reformiert, "kann nicht praeformieren".
Freilich, diese Worte von Eugen *Rosenstock-Huessy*[4] werden
wohl nicht in allen Passagen der z.Zt. gültigen AOÄ erkennbar, und der Unterfertigte vermag einen leichten
Zweifel nicht zu unterdrücken, ob denn auch die für die
endgültige Formulierung der AOÄ *wirklich* Verantwortlichen
Rosenstocks "Geheimnis der Universität" gelesen und verstanden haben.

Anm.1): Ars longa, vita brevis. Neue Zschr. ärztl. Fortbildg. 48
NF 2: 714 (1959)
Anm.2): Verh. dtsch. pathol. Ges. 12. Tgg. 1908
Anm.3): Mittel u. Wege zur Förderung d. Wissenschaft, Frankf. Univ.
Reden. Frankfurt/M: Englert & Schlosser 1931
Anm.4): Stuttgart: Kohlhammer 1958

Vielmehr muß der in jahrzehntelanger Praxis geübte Hochschullehrer, der allein kraft seines Lebensalters eine gewisse Distanz zu den "Lernzielen" hat, unbedingt mit Paul *Ernst* (1928)[5]) sagen: Der ewige Streit im Spannungsfeld zwischen den Schulen von KOS und KNIDOS ist auch heute nicht erledigt, ja er ist gerade in den letzten Jahren wieder erschreckend deutlich geworden: KOS lehrt, daß die Ausübung des Arztberufes eine "Kunst" sei, in deren Beherrschung man sich - mit aller Innigkeit des Herzens und Verstandes - üben muß, die man aber kaum "erlernen" kann. KNIDOS dagegen verkündet: Die menschliche Gemeinschaft bedarf vieler Heilkundiger. Es ist unmöglich zu warten, bis Begabungen reifen, vielmehr muß die "Wissenschaft vom kranken Leib" planmäßig betrieben, und das kleine Einmaleins jedweder Hilfeleistung muß "exerziert" werden.

Wer unsere AOÄ liest, weiß sofort, daß heute wieder einmal KNIDOS vorherrscht. Je strenger die knidischen Regeln befolgt werden, umso schneller wird man diese Form des "Sanitätswesens" leid bekommen. Und das ist gut so. Man wird dann zurückfinden zu einer Studienform, die trotz des bildungspolitisch bedingten Massenstudiums Raum läßt für eine unserer Universität angemessene Art des Studiums. Hierzu ließe sich vieles, auch sehr Konkretes sagen. Die vorliegende 2. Auflage der Sammlung von Examensfragen der Drs. Heilmann und Döhnert stellt einen Fortschritt dar. Sie ist natürlich erwachsen unter dem Druck der auf Lernenden und Lehrenden lastenden aktuellen Studienordnung. Sie versucht aber, nicht nur eine simple Materialsammlung zu sein, sondern durch völlige Neuordnung der Inhalte, Neugruppierung der Frage-Techniken, Komplementarität der abzurufenden Wissensgebiete sowie Hinweise auf den Ductus des Lernzielkatalogs *Verständnis* für die Sinnzusammenhänge der sachlichen Gegenstände zu bereiten! Die schriftlichen Examina unter Zuhilfenahme des Antwort-Wahl-Verfahrens sind keine originäre deutsche Erfindung. Sie sind von außen auf uns zugekommen. Hannes *Kapuste* hat sie wohl als erster (1966) bei uns ausgebaut, vertieft und praktikabel gemacht[6]). Die Mühe war groß. *Sind wir deshalb glücklicher geworden?* "Glück" im gegebenen Zusammenhang kann doch nur bedeuten, die Examina "glückhaft" und "mit innerem Gewinn" zu überwinden. Wenn wir in der Bundesrepublik konkurrenzfähig sein wollen, müssen wir nicht nach West oder Ost schauen, sondern wir müssen es schlicht *besser* machen. Darunter verstehe ich, daß Bewährtes behalten, aber Neues hinzugewonnen wird.

Anm.5): Sitzungsber. Heidelberg. Akad. Wissenschaften, mathemat. naturw. Klasse, Jahrgang 1928 Abh. 12 und Jahrgg. 1971 Abh. 6 (dort weitere Lit.!).

Anm.6): Arbeitsgemeinschaft f. Ausbildungsforschung. München: AG Dr. Hannes Kapuste 1965/66

Die mündliche Prüfung sollte nicht auf die 3. Stufe der ärztlichen Prüfung beschränkt bleiben. "Sprache" und "Gestalt" haben innere *wesensmäßige* Beziehungen. Man kann nicht Medizin treiben ohne "anatomischen Gedanken". Umgang mit einem Präparat ("Objekt"), Umgang mit einem Patienten ("Subjekt") kann man nicht im "multiple choice" abrufen. Die Spontaneität der Situationspräsenz bei Kandidaten während der mündlichen Examination kann nicht quantifiziert, sie kann durch das Antwort-Wahl-Verfahren nicht meßbar gemacht werden. Schriftliche Examina vom Typus der in der BRD praktizierten Klausuren stammen nicht aus dem Geistesgut der Morphologie, weder der wissenschaftlichen noch der idealistischen.

Mit der Reduktion des Volumens der Lehrveranstaltungen der morphologischen Grundlagenfächer (Anatomie, Entwicklungsgeschichte, Histologie) in den beiden ersten Studienjahren des Mediziners, mit dem zunehmenden Umfang derjenigen Wissensgebiete (in den Lernzielkatalogen), deren technische Handhabung durch Maß und Zahl bewältigt wird ("metrische Fächer"), konnte das Antwort-Wahl-Verfahren ernstlich angeboten und schließlich obligatorisch gemacht werden. Mit einer wertenden Wägung morphologischer Sachverhalte, die einer Anschauung im Sinne "psychischer Gestalten" bedürfen, hat das nichts zu tun. Die neue AOÄ führt mit Sicherheit zu einem Verlust der *Anschauung*. Ohne Anschauung (im Sinne der Gestaltphilosophie) keine *Weltanschauung!* Das erschreckende Defizit an Wissen betreffend Anatomie und Histologie bei *den* Studierenden, die aus den beiden ersten Studienjahren zu uns in den "Kursus der Allgemeinen Pathologie" kommen, die vielfach absolute Hilflosigkeit einem Präparat gegenüber, der sozusagen gänzliche Mangel an Kenntnissen und Fertigkeiten, mit einem einfachen Kursmikroskop umzugehen, - das alles ist bestürzend. Da unser Zulassungssystem vom Studium bekanntlich darauf abgestellt ist, daß nur die "Bestmaturierten" Mediziner werden dürfen, da es an gutem Willen der Studierenden im allgemeinen nicht fehlt, und da sich auch die Herren Collegen in den vorklinischen Fächern eine außerordentliche Mühe geben, kann der Fehler nur in dem Mißverhältnis zwischen "Lernzielen" und "Ausbildungszeit" liegen. Anders formuliert: Auch das aufnahmebereite, jugendliche, menschliche Gehirn braucht *Zeit*, das Gesehene zu "schauen", das Geschaute aber als gesicherten Besitz zu erwerben.

Alle diese Erfahrungen haben die Herren Heilmann und Döhnert bedacht. Die Fragen sind so gewählt, daß sie den Lernenden, der sich an ihnen üben will, dazu anregen, den gebotenen Stoff so zu "schichten", daß der innere Zusammenhang der großen Sachbezüge gefestigt und der erworbene Besitz abrufbereit gemacht wird. Die Konvertibilität unserer Wissens-Valuta ist garantiert!

Schriftliche Examina können nur als Notbehelf akzeptiert werden. Wenn sie aber tatsächlich toleriert werden müssen, sollten sie optimal gewichtet werden. Um das wirkliche Wissen eines Kandidaten herauszufinden, bedürfen sie der mündlichen Ergänzungsprüfung. Unter den gegenwärtigen Umständen ist die Zusammenstellung von Heilmann und Döhnert die in ihrer Art beste und zuverlässigste. Aber natürlich muß der Studierende ihre Daten auch benutzen. Lernen ohne Mühe gibt es nicht. Andererseits: Wer die Heilmann-Döhnertsche Zusammenstellung beherrscht, wird mit der für diese Dinge gültigen Sicherheit die erste Stufe der ärztlichen Prüfung gut bestehen.

    Res in tantum intelligitur, in quantum amatur!

Heidelberg, Ostern 1976   Wilhelm DOERR

Inhaltsverzeichnis

Hinweise zur Benutzung der Fragensammlung IX

Allgemeine Pathologie (GK 2) 1
1. Allgemeine Ätiologie und Pathogenese
   von Krankheiten 3
2. Zell- und Gewebsschäden 8
3. Störungen der Differenzierung und des
   Wachstums 46
4. Tumoren 59
5. Entzündung 83
6. Immunpathologie 109
7. Wichtige Erkrankungen der Kreislauforgane 121
8. Blutungen 155
9. Anämien 161
10. Erkrankungen der Atemwege 163
11. Erkrankungen der Verdauungsorgane 170
12. Erkrankungen der Niere, der ableitenden
    Harnwege und der Prostata 181
13. Morphologische Veränderungen bei
    Stoffwechselkrankheiten 192
14. Morphologische Grundlagen bei Funktions-
    störungen endokriner Organe 199
15. Erkrankungen des Bewegungsapparates 206
16. Pathologie des Nervensystems 211

Spezielle Pathologie (GK 3)
1. Gehirn und Rückenmark (Zentralnervensystem) ... 227
2. Periphere Nerven 234
3. Auge und Ohr 236
4. Haut 239
5. Atemtrakt 243
6. Mediastinum und Thymus 251

7. Herz und Gefäße 256
8. Verdauungstrakt 262
9. Peritoneum 286
10. Endokrine Organe 288
11. Nieren 295
12. Ableitende Harnwege 305
13. Männliche Geschlechtsorgane 308
14. Weibliche Geschlechtsorgane 314
15. Pathologie der Schwangerschaft 327
16. Knochenmark 329
17. Lymphknoten 335
18. Milz 342
19. Skelettmuskulatur 345
20. Bindegewebserkrankungen 349
21. Knochen und Knorpel 353
22. Gelenke 355
23. Sehnen, Sehnenscheiden, Schleimbeutel
    und Faszien 361
Antwortenschlüssel für GK 2 363
Antwortenschlüssel für GK 3 371
Ausklapptafel

Hinweise zur Benutzung der Fragensammlung[*]

Die Fragen dieser Sammlung sind in der Reihenfolge angeordnet, die der Gegenstandskatalog für den ersten Abschnitt der ärztlichen Prüfung in den 9 Kapiteln des Kataloges Pathologie einhält. Am Kopf jeder Frage finden sich zwei Angaben. Die erste Angabe besteht aus zwei Zahlen. Die erste Zahl ist die Nummer des entsprechenden Kapitels, die zweite Zahl ist die Nummer der Frage. Die zweite Angabe ist der Fragentyp nach der Klassifikation des Institutes für Medizinische Prüfungsfragen in Mainz.

Allen Fragen ist gemeinsam, daß zu jeder Aufgabe 5 mögliche Antworten A - E angeboten werden, von denen eine und nur eine zutrifft.

Folgende Fragentypen werden benutzt:

Fragentyp A = Einfachauswahl

Bei diesem Aufgabentyp soll entsprechend der Lösungsanweisung die beste, die richtige oder die falsche Lösung herausgefunden und angekreuzt werden.

Fragentyp B = Aufgabengruppe mit gemeinsamem Antwortangebot (Zuordnung)

Jede Aufgabengruppe besteht aus

a) einer beliebigen Anzahl von numerierten Begriffen, Fragen oder Aussagen (= Aufgabenliste = Liste 1)

b) 5 durch die Buchstaben A - E gekennzeichneten Antwortmöglichkeiten (= Liste 2)

Eine Fragengruppe enthält so viele - einzeln bewertete - Aufgaben, wie die Aufgabenliste Punkte hat.
Zu jeder numerierten Aufgabe ist die Antwort A - E auszuwählen, die für zutreffend gehalten wird. Jede Antwortmöglichkeit kann einmal, mehrmals oder überhaupt nicht als Lösung vorkommen.

---

[*]siehe auch Ausklapptafel am Ende des Buches.

Fragentyp C = kausale Verknüpfung

Dieser Aufgabentyp besteht aus zwei durch das Wort "weil" verknüpften Feststellungen.

Jede der beiden Feststellungen kann unabhängig von der anderen richtig oder falsch sein. Wenn sie beide richtig sind, kann die Verknüpfung durch "weil" richtig oder falsch sein.

Bitte wählen Sie unter den Antworten A - E diejenige, die nach Ihrer Meinung die beiden Feststellungen und ihre Verknüpfung richtig beurteilt:

Antwort	Feststellung 1	Feststellung 2	Verknüpfung
A	richtig	richtig	richtig
B	richtig	richtig	falsch
C	richtig	falsch	---
D	falsch	richtig	---
E	falsch	falsch	---

Fragentyp D = Antworten mit Aussagenkombinationen

Mit dieser Aufgabenform werden Fragen mit einer oder mehreren richtigen Lösungen gestellt. Hier folgen auf eine Frage oder unvollständige Aussage numerierte Begriffe oder Sätze, von denen einer oder mehrere zutreffen können. Für diese Fragen nach Typ D werden fünf Kombinationen der numerierten Aussagen vorgegeben, die am Ende des Buches aufgeführt sind. Aus diesen mit den Buchstaben A - E gekennzeichneten Antworten werden die Aussagenkombinationen ausgewählt.

Auf Fragen mit Bildmaterial und Fallanalysen (Typen E und F) wurde verzichtet.

Allgemeine Pathologie
(GK 2)

1. Allgemeine Ätiologie und Pathogenese von Krankheiten

1.001	1.1	Fragentyp C

Die Gesundheit ist als Zustand völligen körperlichen, seelischen und sozialen Wohlbefindens definiert,

<u>weil</u>

die Störung der Gesundheit die Krankheit ist.

1.002 1.003 1.004	1.4	Fragentyp B

Liste 1

1.002 Morbidität
1.003 Mortalität
1.004 Letalität

Liste 2

A. Verhältnis der Zahl der Todesfälle zur Zahl der an einer bestimmten Krankheit Erkrankten

B. Verhältnis der Zahl der nach der Geburt Verstorbenen zu den Überlebenden

C. Verhältnis der Zahl der Todesfälle an einer Krankheit zur Zahl der Gesamtbevölkerung in einem bestimmten Zeitraum

D. Verhältnis der Zahl der Unfalltoten zu den an einer Krankheit Verstorbenen

E. Verhältnis der Zahl von Erkrankungen zur Zahl der Gesamtbevölkerung

1.005   1.4   Fragentyp A

Welcher Begriff entspricht der Tödlichkeit einer bestimmten Erkrankung?

A. Morbidität
B. Kausalität
C. Letalität
D. Mortalität
E. Formalität

1.006   1.009
1.007   1.010
1.008   1.1   Fragentyp B

Liste 1   Liste 2

1.006 Krankheitsbereitschaft   A. Konstitution

1.007 Alle durch intra- und extra-   B. Kondition
      uterine Einflüsse erworbenen   C. Disposition
      Veränderungen von Merkmalen
      und Eigenschaften   D. Exposition

1.008 Umwelteinwirkungen   E. Peristase

1.009 Somatisches Fatum (Tandler)

1.010 Äußere Krankheitsbedingungen,
      denen ein Organismus ausge-
      setzt ist

1.011   1.013
1.012   1.014   1.1/1.3   Fragentyp B

Liste 1   Liste 2

1.011 Ätiologie   A. Ursache von Krankheiten

1.012 Kausale   B. Vorgänge, die nach Auslösung
      Pathogenese   des Krankheitsprozesses ab-
                            laufen
1.013 Formale
      Pathogenese   C. Individuelle Krankheitsbereit-
                            schaft
1.014 Disposition
                         D. Die Summe der unbelebten Krank-
                            heitsursachen

                         E. Die Summe aller für die Verur-
                            sachung einer Krankheit notwen-
                            digen Faktoren

1.015   1.1   Fragentyp A

Was versteht man unter "Pathoklise"?

A. Auftreten mehrzeitiger Hirninfarkte
B. Konstitutionelle Disposition zu Erkrankungen von Organteilen
C. Bestimmte Form der Entzündung
D. Bestimmte Lokalisationsformen von Hirntumoren
E. Gesamtheit aller physikalischen Krankheitsursachen

1.016   1.3   Fragentyp D

Welche der nachfolgenden Faktoren können zur Entstehung von Krankheiten disponieren?

1) Genetischer Faktor
2) Geschlecht
3) Lebensalter
4) Psychosoziale Faktoren

1.017   1.3   Fragentyp C

Schon bestehende oder mit Defekt abgeheilte Erkrankungen begünstigen die Entstehung anderer Krankheiten,

weil

unter anderem die Adaptation des Organismus gestört ist.

1.018   1.4   Fragentyp A

Welcher der aufgeführten Begriffe gehört nicht zu den sicheren Zeichen des Todes?

A. Totenflecke
B. Herzstillstand
C. Leichenstarre
D. Hornhauttrübung
C. Fäulnis

1.019 1.021
1.020   1.4   Fragentyp B

Liste 1   Liste 2

1.019 Totenstarre   A. 1 Stunde nach dem Tod
1.020 Totenflecke   B. 4 Stunden nach dem Tod
1.021 Hornhauttrübung   C. 5 - 8 Stunden nach dem Tod
                         D. 24 Stunden nach dem Tod
                         E. 48 Stunden nach dem Tod

1.022   1.4   Fragentyp A

Die Totenstarre dauert im allgemeinen

A. 12 Stunden
B. 36 Stunden
C. 48 Stunden
D. Wochen
E. Monate

1.023   1.4   Fragentyp D

Unter den klinischen Zeichen des Hirntodes versteht man

1) Bewußtlosigkeit
2) fehlende Spontanatmung
3) beidseitige Mydriasis und fehlende Lichtreaktion
4) isoelektrische Linie im Elektroenzephalogramm

1.024   1.4   Fragentyp D

Welche morphologischen Veränderungen findet man beim Hirntod?

1) Intrazerebrale Blutung
2) Thrombose in Sinus sagitalis superior
3) Flüssigkeitsansammlung in den Seitenventrikeln
4) Ischämischer Totalinfarkt

1.025   1.5   Fragentyp D

Unter welchen Voraussetzungen ist eine Obduktion gesetzlich vorgeschrieben?

1) Gerichtliche Obduktion auf Anordnung des Amtsrichters
2) Feuerbestattungsobduktion auf Anordnung des Amtsarztes
3) Nach dem Bundesseuchengesetz nach Anordnung des Gesundheitsamtes
4) Wissenschaftliche Obduktion auf Anordnung des Klinikleiters bei zweifelhaften Todesfällen

1.026   1.6   Fragentyp A

Welches Organ kann mit Hilfe der Exfoliativzytologie morphologisch nicht beurteilt werden?

A. Vagina
B. Mamma
C. Magen
D. Lunge
E. Schilddrüse

1.027   1.6   Fragentyp A

Welches ist das Hauptziel der Punktions- und Exfoliativzytologie?

A. Bestimmung des Funktionszustandes
B. Überwachung der zytostatischen Therapie
C. Frühe Geschwulstdiagnostik
D. Tumordifferenzierung
E. Gewinnung von Material zur Gewebekultur

2. Zell- und Gewebsschäden

2.001   2.1   Fragentyp D

Welche der folgenden Aussagen oder Aussagenkombinationen trifft für angeborene Stoffwechselstörungen zu?
1) Sie sind meistens genetisch bedingte Enzymdefekte.
2) Sie sind die Folge einer Störung der genetischen Information der RNA.
3) Sie sind die Folge von Genmutationen.
4) Sie werden immer autosomal vererbt.

2.002   2.1   Fragentyp D

Ein Enzymdefekt wirkt krankmachend dadurch, daß
1) sich nach dem Block in einer Reaktionskette nicht metabolisierte Stoffwechselprodukte aufstauen
2) sich vor dem Block in einer Reaktionskette nicht metabolisierte Stoffwechselprodukte aufstauen
3) es vor dem Block in einer Stoffwechselkette zu einem Mangelzustand kommt
4) es nach dem Block in einer Stoffwechselkette zu einem Mangelzustand kommt

2.003   2.1   Fragentyp C

Manche Enzymdefekte wirken nicht krankmachend,

weil

die Defekte durch Nebenwege ausgeglichen werden können.

2.004	2.1	Fragentyp C

Ein Enzymdefekt wirkt krankmachend,

<u>weil</u>

sich vor dem durch den Defekt entstandenen Block in einer Reaktionskette Stoffwechselprodukte aufstauen können.

2.005	2.1	Fragentyp A

Welche der folgenden Aussagen trifft für Speicherkrankheiten zu?

A. Das nicht metabolisierte Stoffwechselprodukt ist entweder nicht oder nur geringgradig löslich.

B. Das nicht metabolisierte Stoffwechselprodukt wird nur am Ort des Defektes gespeichert.

C. Das nicht metabolisierte Stoffwechselprodukt wird nur in speziellen Speicherzellen gespeichert.

D. Die gespeicherte Substanz ist immer im Urin nachzuweisen.

E. Das aufgestaute Stoffwechselprodukt ist gewöhnlich kristallin.

2.006	2.1	Fragentyp A

Welche der folgenden angeborenen Stoffwechselstörungen ist eine echte Speicherkrankheit?

A. Zystinose

B. Phenylketonurie

C. Sichelzellanämie

D. Zerebrosidsulfatidose

E. Alkaptonurie

2.007 2.1 Fragentyp A

Welche der folgenden angeborenen Stoffwechselstörungen ist keine Speicherkrankheit?

A. Metachromatische Leukodystrophie
B. Glykogenose Typ II
C. Galaktosämie
D. Glykogenose Typ I
E. Gangliosidose

2.008 2.1 Fragentyp A

Bei der Glykogenthesaurismose Typ II Pompe findet sich eine

A. generalisierte Glykogenablagerung
B. isolierte Ablagerung von Glykogen in Leber und Herzmuskel
C. isolierte Ablagerung von Glykogen in Knochenmark und Milz
D. isolierte Ablagerung von Glykogen in Leber und Niere
E. isolierte Glykogenablagerung in der Astroglia

2.009 2.012
2.010 2.013
2.011 2.1 Fragentyp B

Liste 1

2.009 α-Antitrypsin-Mangel
2.010 Zystinose
2.011 Metachromatische Leukodystrophie
2.012 Morbus Gaucher
2.013 Typ-II-Glykogenose

Liste 2

A. Schaumzellen in der Gallenblase
B. Vergrößerte Sternzellen
C. PAS-positive Ablagerungen in den Hepatozyten
D. Doppelt-Licht-brechende Kristalle in den Sternzellen
E. Vakuolisierte Lymphozyten

2.014   2.2   Fragentyp A

Wie werden Störungen der oxydativen Energiegewinnung bezeichnet?

A. Ischämie
B. Hypoxie
C. Anoxie
D. Hypoxydose
E. Anämie

2.015   2.2   Fragentyp D

Welche der folgenden Zustände können eine hypoxämische Hypoxydose hervorrufen?

1) Senkung des O_2-Partialdruckes in der Außenluft
2) Anämie
3) Hämoglobinblockierung
4) Perfusions- und Diffusionsstörung in der Lunge

2.016   2.2   Fragentyp A

Was ist eine histotoxische Hypoxydose?

A. Verminderung des Blutumlaufes im Gewebe
B. Störung der Enzyme der Atmungskette
C. Die Folge einer Diffusionsstörung in der Lunge
D. Die Folge eines Schadens am Hämoglobinmolekül
E. Ein durch O_2-Mangel verursachter Membranschaden am Zellkern

2.017   2.2   Fragentyp C

Die Hypoxydose kann nicht die Ursache morphologischer Veränderungen sein,

weil

sie zuerst eine Störung der Atmung und Phosphorylierung verursacht.

2.018   2.2   Fragentyp C

Bei der ischämischen Hypoxydose kommt es zu Zellschäden,

weil

aufgrund einer Diffusionsstörung in der Lunge der O_2-Partialdruck des Blutes erniedrigt ist.

2.019   2.2   Fragentyp D

Welche der möglichen morphologischen Folgen der Hypoxydose ist oder sind irreversibel?

1) Zellverfettung
2) Atrophie
3) Intrazelluläre Kalziumsalzablagerung
4) Nekrose

2.020   2.2   Fragentyp D

Von welchen Faktoren ist die Entstehung von morphologisch faßbaren Schäden bei der Hypoxydose abhängig?

1) Zeitliche Dauer der Störung
2) Vulnerabilität der Zellen
3) Stärke der Störung
4) Qualität der Hypoxydose

2.021 2.023		
2.022 2.024	2.2	Fragentyp B

Die längstmögliche Zeitspanne, nach der sich Folgeveränderungen der Anoxie bei Normalisierung der Durchblutung eben noch zurückbilden können, ist für jedes Gewebe und Organ verschieden.

Liste 1   Liste 2

2.021 Nierenhauptstückepithelien   A. 1 min

2.022 Herzmuskelzellen   B. 3 min

2.023 Leberzellen   C. 20 min

2.024 Hirnganglienzellen   D. 30 min

                                E. 40 min

2.025	2.3	Fragentyp A

Tetrachlorkohlenstoff führt in den Leberzellen zu (zur)

A. Lipofuszinpigmentbildung
B. Nekrose des glatten endoplasmatischen Retikulums
C. Zerstörung der Membranen
D. Verfettung der Zellkerne
E. Lochkernen

2.026	2.3	Fragentyp C

Eine Vergiftung mit Knollenblätterpilzen (Amanita phalloides) wirkt meist tödlich,

<u>weil</u>

die Wirkstoffe aus thermolabilen Glykosiden und thermostabilen Polypeptiden bestehen.

2.027	2.030		
2.028	2.031		
2.029		2.4	Fragentyp B

Liste 1	Liste 2
2.027 Eiweißkoagulation	A. Verbrennung 1. Grades
2.028 Hyperämie	B. Verbrennung 2. Grades
2.029 Serumsexsudation	C. Verbrennung 3. Grades
2.030 Verkohlung	D. Verbrennung 4. Grades
2.031 Blasenbildung	E. Verbrennung 5. Grades

2.032	2.4	Fragentyp D

Welche Folgen oder welche Kombination von Folgen können nach einer großflächigen Verbrennung 3. Grades eintreten?

1) Ulzera im oberen Dünndarm
2) Infektion
3) Phlebothrombose
4) Crush-Niere

2.033	2.4	Fragentyp A

Was ist ein charakteristisches Symptom einer Verbrennung 2. Grades?

A. Nekrose
B. Erythem
C. Blasenbildung
D. Infarkt
E. Hämolyse

2.034   2.4   Fragentyp C

Die Gewebe des menschlichen Körpers sind gegen Temperaturerniedrigungen viel empfindlicher als gegen Temperaturerhöhungen,

weil

es schon bei einem Abfall der Körpertemperatur um 2 Grad zur Koagulation von Proteinen kommt.

2.035   2.4   Fragentyp D

Welche pathologisch-anatomischen Veränderungen oder welche Kombination solcher Veränderungen finden sich an den Organen bei schneller, tödlicher Unterkühlung des Gesamtkörpers?

1) Degeneration der Ganglienzellen
2) Mäßige Rechtsherzdilatation
3) Ausgedehnte Nekrose der Leber
4) Lungenödem

2.036   2.5   Fragentyp C

Die Strahlenempfindlichkeit eines Gewebes ist dem Differenzierungsgrad direkt proportioniional,

weil

wachsende Zellen besonders radiosensibel sind.

2.037   2.5   Fragentyp A

In welcher Phase des Generationszyklus sind die Zellen am empfindlichsten gegenüber der Einwirkung ionisierender Strahlen?

A. Anfang der G_1-Phase
B. Ende der G_1-Phase
C. Mitosephase
D. S-Phase
E. G_2-Phase

2.038   2.5   Fragentyp A

Welches der folgenden Gewebe ist relativ strahlen-
unempfindlich?

A. Gehirn
B. Blutbildendes Knochenmark
C. Hodenparenchym
D. Epithel des Magen-Darm-Traktes
E. Endometrium

2.039   2.5   Fragentyp A

Welches der folgenden Gewebe zeigt bei einer Röntgen-
bestrahlung mit einer mittleren Dosis von 2500 r die
größte Strahlenempfindlichkeit?

A. Gehirn und Nervengewebe
B. Lymphozyten
C. Leber
D. Epithelzellen der Haut
E. Knochen und Knorpel

2.040   2.5   Fragentyp A

Welche der durch ionisierende Strahlen hervorgerufene
Veränderung ist nicht als Primäreffekt zu bezeichnen?

A. Verminderung der Mitosen
B. Verklebung der Chromosomen
C. Fragmentation der Chromosomen
D. Auftreten von Polyploidien
E. Verklumpung von Chromosomen

2.041 2.5 Fragentyp A

Wodurch ist in erster Linie die oft Monate oder Jahre nach einer Bestrahlung auftretende Nekrose im Rückenmark bedingt?

A. Strahlenvaskulopathie
B. Mutationen in den Ganglienzellen
C. Polyploidie der Ganglienzellen
D. Chromosomenaberration in den Gliazellen
E. Strahlenfibrose der Dura

2.042 2.5 Fragentyp A

Welche Faktoren spielen bei der Auslösung der Strahlenvaskulopathie keine entscheidende Rolle?

A. Erhöhter intravasaler Druck
B. Permeabilitätsstörung
C. Plasmaeintritt in die Gefäßwand
D. Plasmaaustritt in das Gewebe
E. Perivaskuläre Fibrose

2.043 2.5 Fragentyp A

Welche Ursache haben die oft tödlichen gastrointestinalen Erscheinungen (blutige und wäßrige Durchfälle) nach einer Ganzkörperbestrahlung mit hoher Dosierung?

A. Strahlenvaskulopathie der mesenterialen Gefäße
B. Thrombose der mesenterialen Gefäße
C. Mutationen in den Epithelien
D. Permeabilitätsstörung der Basalmembranen
E. Unterbrechung der Epithelregeneration

2.044   2.5   Fragentyp A

Welche Funktion des Knochenmarks reagiert auf ionisierende Strahlen am empfindlichsten?

A. Erythropoese
B. Thrombozytopoese
C. Granulopoese
D. Lymphopoese
E. Megakaryozytopoese

2.045   2.5   Fragentyp D

Welche der unten aufgeführten Störungen können die Folge einer Ganzkörperbestrahlung mit schwächerer Dosierung sein?

1) Vorzeitige Alterung
2) Verminderte immunologische Abwehr
3) Gehäuftes Auftreten von Geschwülsten
4) Störung der endokrinen Funktionen

2.046 2.048
2.047   2.5   Fragentyp B

Liste 1   Liste 2

2.046 Thorotrast   A. Maligne Hämangioendotheliome
2.047 Radium 224   B. Knochensarkome
      (Thorium X)
                        C. Bronchialkarzinome
2.048 Radium 226
                        D. Astrozytome
                        E. Weichteilsarkome

2.049	2.6	Fragentyp D

Welche der folgenden Aussagen oder Aussagenkombinationen trifft auf Viren zu?

1) Viren sind fakultative intrazelluläre "Parasiten".
2) Die Vermehrung von Viren erfolgt grundsätzlich intrazellulär.
3) Viren bestehen immer aus einer Ribonukleinsäure und einem Proteinmantel.
4) Viren können in den infizierten Zellen die Bildung von Einschlußkörpern hervorrufen.

2.050	2.6	Fragentyp C

Viren können die Ursache von Nekrosen und Entzündungen sein,

weil

sie zu ihrer Vermehrung den Zellstoffwechsel verwenden.

2.051	2.6	Fragentyp C

Einschlußkörperchen sind ein Hinweis auf eine Virusinfektion,

weil

sie in der Regel Ansammlungen von Viren darstellen.

2.052	2.6	Fragentyp D

Welche der folgenden Aussagen sind richtig?
Mehrkernige Riesenzellen

1) entstehen durch amitotische Teilung
2) entstehen durch Verschmelzung gleichartiger einkerniger Zellen
3) können ein Indiz eines gesteigerten Stoffwechsels sein
4) können ein Indiz eines fehlgeleiteten Stoffwechsels sein

2.053   2.6   Fragentyp D

Welche Aussage oder Aussagenkombinationen sind richtig?

1) Langhanssche Riesenzellen kommen nur bei der Tuberkulose vor.
2) Virusinfektionen verursachen keine Riesenzellen.
3) Nur Bakterien führen zur Riesenzellbildung.
4) Pilzinfektionen können zur Riesenzellbildung führen.

2.054   2.6   Fragentyp A

Mit Hilfe der Aggressine und Toxine können die Bakterien folgende Reaktionen auslösen, außer:

A. Disseminierte intravasale Gerinnung
B. Abbau von Proteoglykanen
C. Abbau von Kollagen
D. Auslösung von Mutationen
E. Aktivierung der Fibrinolyse

2.055   2.6   Fragentyp A

Zu den Aggressinen der Bakterien gehören folgende Stoffe, außer:

A. Hyaluronidasen
B. Kollagenasen
C. Streptodornase
D. Streptokinase
E. Succinodehydrogenase

2.056   2.6   Fragentyp C

Bakterien können auch indirekt Zellen und Gewebe schädigen,

weil

sie Immunreaktionen auslösen können.

2.057   2.6   Fragentyp A

Die folgenden Aussagen beschreiben zutreffend die Endotoxine, außer:

A. Endotoxine werden durch Bakterienzerfall freigesetzt.
B. Endotoxine sind hochmolekulare Lipopolysaccharide.
C. Endotoxine erzeugen Fieber und Leukozytose.
D. Endotoxine sind starke Antigenbildner.
E. Endotoxine können einen Schock auslösen.

2.058   2.6   Fragentyp A

Welche Bedeutung haben Granulozyten bei der Infektabwehr?

A. Bildung von Antikörpern
B. Bereitstellung des Komplement
C. Phagozytose
D. Mediation der Antigen-Antikörper-Reaktion
E. Granulombildung

2.059   2.6   Fragentyp D

Durch welchen Faktor oder durch welche Faktoren werden Nekrosen bei bakteriellen Infektionen hervorgerufen?

1) Lysosomale Enzyme der phagozytierenden Zellen
2) Bakterieneigene Enzyme
3) Immunpathologische Mechanismen
4) Exozytose

2.060   2.7   Fragentyp A

Wie ist der Begriff "Degeneration einer Zelle" am zutreffendsten definiert?

A. Reversible Veränderungen der Zellstruktur, die eine Störung der Funktion verursachen können
B. Irreversible Störung der Zellstruktur durch eine Genmutation
C. Irreversible Veränderung der Zellstruktur, die durch eine Funktionsstörung hervorgerufen wird
D. Metaplastische Umwandlung einer hochdifferenzierten Zelle in eine Zelle mit niedrigem Differenzierungsgrad
E. Teilungsunfähigkeit einer Zelle

2.061   2.7   Fragentyp D

Welche Gruppe oder Gruppen von degenerativen Zellveränderungen können in erster Linie morphologisch unterschieden werden?

1) Störung des Wassergehalts der Zelle
2) Veränderung der antigenen Eigenschaften einer Zelle
3) Abnorme Ansammlungen von Stoffen in der Zelle
4) Störung des Nukleinsäurestoffwechsels der Zelle

2.062   2.7   Fragentyp A

Die hydropische Zellschwellung ist durch folgende morphologischen Veränderungen charakterisiert, außer:

A. Volumenzunahme der Zelle
B. Geringere Anfärbbarkeit des Zytoplasmas
C. Kernvergrößerung
D. Zunahme der Eosinophilie des Zytoplasmas
E. Abnahme der Basophilie der Zellkerne

2.063   2.7   Fragentyp D

Die hydropische Zellschwellung kann durch folgende Mechanismen verursacht werden:

1) Beeinträchtigung der Natriumpumpe
2) Direkte Membranschädigung
3) Störung der Energieverwertung
4) Störung der Energiebildung

2.064   2.7   Fragentyp A

Wo spielen sich in erster Linie osmotische Störungen und krankhafte Veränderungen der Wasserverteilung in der Zelle ab?

A. An den Mitochondrien
B. Im Zellkern
C. Am endoplasmatischen Retikulum
D. Am Golgi-Apparat
E. Am Heterochromatin

2.065   2.7   Fragentyp A

Die vakuoläre Degeneration der Zellen wird meistens verursacht durch eine

A. Mitochondrienschwellung vom Matrixtyp
B. Erweiterung der Zisternen des endoplasmatischen Retikulums
C. Hydropische Degeneration des Golgi-Apparates
D. Glykogeneinlagerung
E. Schwellung der Ribosomen

2.066   2.7   Fragentyp C

Der Ausdruck "fettige Degeneration" ist dem Terminus
"fettige Metamorphose" gleichzusetzen,

weil

das Auftreten mikroskopisch sichtbarer Fetttropfen nur
selten ein Zeichen eines gestörten Zellstoffwechsels
ist.

2.067   2.7   Fragentyp D

Auf welchen Wegen kann es zu einer Fettablagerung in
den Zellen kommen?

1) Erhöhtes Angebot von Lipiden
2) Fehlende Fettsäureoxydation
3) Mangel an lipotropen Faktoren
4) Verminderte Proteinsynthese

2.068   2.7   Fragentyp D

Welche sind die wichtigsten pathogenetischen Mechanismen,
die zu einer degenerativen Verfettung führen können?

1) Mangelhafte Nutzung des intrazellulären Fettes
2) Pathologisch gesteigerte Produktion von Fetten
3) Unzureichender Abtransport der intrazellulären
   Fette
4) Zerstörung der Membranen intrazellulärer Organellen
   und Freisetzung ihrer Fettkomponente

2.069   2.7   Fragentyp D

In welchen Zellen treten mit Vorliebe degenerative
Verfettungen auf?

1) Markophagen
2) Muskelzellen
3) Fibrozyten
4) Parenchymzellen

2.070 2.7 Fragentyp C

Bei einem Proteinmangel kommt es häufig zur Verfettung der Leberzellen,

weil

die verminderte Bildung von Lipoproteinen die Utilisation der intrazellulären Fette stört.

2.071 2.7 Fragentyp C

Bei der Überernährung kommt es zur Leberzellverfettung,

weil

ein relativer Mangel an lipotropen Substanzen besteht.

2.072 2.075
2.073 2.076
2.074 2.7 Fragentyp B

Pathogenese der Leberzellverfettung

Liste 1

2.072 Hypoxische Schädigung

2.073 Unterernährung

2.074 Überernährung

2.075 Tetrachlorkohlenstoffvergiftung

2.076 Schädigung der Zellatmung

Liste 2

A. Relativer Mangel an lipotropen Substanzen

B. Absoluter Mangel an lipotropen Substanzen

C. Gestörte Fettutilisation

D. Gesteigerte Fettproduktion

E. Produktion atypischer Fette

2.077   2.7   Fragentyp C

Die degenerative Zellverfettung führt meistens zum Zelltod,

weil

durch die Fettvakuolen die übrigen Zellorganellen komprimiert werden und ihre Funktion einstellen.

2.078   2.7   Fragentyp D

Wie ist der Begriff Nekrose am besten definiert?

1) Intravitaler Zelltod
2) Summe der morphologischen Veränderungen, die dem intravitalen Zelltod vorausgehen
3) Erlöschen der vitalen Funktionen
4) Summe der morphologischen Veränderungen, die dem intravitalen Zelltod folgen

2.079   2.7   Fragentyp A

Welche der folgenden Aussagen zur Nekrose ist nicht zutreffend?

A. Bei der Koagulationsnekrose kommt es zu einer Denaturierung der Proteine.
B. Bei der Kolliquationsnekrose kommt es unter Mitwirkung von lytischen Enzymen zur Verflüssigung des Zelleibes.
C. Bei der Koagulationsnekrose bleiben die Zellumrisse erhalten.
D. Die morphologischen Veränderungen der Nekrose werden ausschließlich durch die in den zugrundegehenden Zellen freigesetzten Enzyme verursacht.
E. Der nekrotische Bezirk wird nach Eliminierung der sauren Stoffwechselprodukte alkalisch.

2.080 2.083
2.081 2.084
2.082 2.085   2.7   Fragentyp B

Liste 1   Liste 2

2.080 Koagulations-   A. Zentralnervensystem
      nekrose
                                B. Pankreatitis
2.081 Kolliquations-
      nekrose   C. Ischämische Nekrose

2.082 Käsige Nekrose   D. Tuberkulose

2.083 Enzymatische   E. Fäulnisbakterien
      Nekrose

2.084 Feuchte Gangrän

2.085 Mumifikation

2.086   2.7   Fragentyp C

Leber, Niere und Herz sind bei Unterkühlung gegen
ischämische Schädigungen besonders empfindlich,

weil

im Zustand der Unterkühlung die metabolische Aktivität
verringert ist.

2.087   2.7   Fragentyp A

In welchen Zellen der Leber kommt es zuerst zu Nekrosen,
wenn das Organ von einer hepatotoxischen Substanz ge-
schädigt wird?

A. Hepatozyten

B. Sternzellen

C. Gallengangsepithelien

D. Portale Makrophagen

E. Sinusendothelien

2.088   2.7   Fragentyp A

Welche Zellen oder Zellgruppen umgeben in der Regel eine frische Nekrose?

A. Makrophagen
B. Lymphozyten
C. Plasmazellen
D. Makrophagen und Leukozyten
E. Leukozyten

2.089   2.7   Fragentyp A

Welcher der folgenden Vorgänge findet bei Nekrosen im Inneren von Organen nicht statt?

A. Demarkation
B. Narbenbildung
C. Resorption durch Granulationsgewebe
D. Geschwürsbildung
E. Restitutio ad integrum

2.090   2.7   Fragentyp D

Welcher Art sind die Voraussetzungen, damit es nach einer Nekrose der Leber zu einer Restitutio ad integrum kommt?

1) Die Nekrosen müssen klein sein.
2) Die Nekrosen müssen ischämischer Natur sein.
3) Das Gitterfasernetz des Organs muß intakt sein.
4) Die Kapsel des Organs muß intakt sein.

2.091	2.094		
2.092	2.095		
2.093		2.7	Fragentyp B

Liste 1   Liste 2

2.091 Unterbrechung der Blut-   A. Gumma
      zufuhr
                                 B. Abszeß
2.092 Degeneration des kolla-
      genen Bindegewebes   C. Fibrinoide Nekrose

2.093 Denaturierung von Pro-   D. Infarkt
      tein mit Lipidbeimengungen E. Verkäsung

2.094 Entzündliche Reaktion und
      Blutkreislaufstörungen

2.095 Zentrale Vaskularisation

2.096   2.7   Fragentyp A

Welches der folgenden histologischen Merkmale ist nicht
charakteristisch für das Phänomen der Atrophie?

A. Vermehrung der Zellkerne pro Flächeneinheit
B. Ablagerung von Hämatoidin im extrazellulären Raum
C. Ablagerung von Lipofuszinpigment an den Kernpolen
D. Kondensation des Protoplasma
E. Azidophilie der Zellen

2.097   2.7   Fragentyp A

Die unten aufgeführten Veränderungen gehen der Atrophie
einer Zelle voraus, außer:

A. Herabsetzung der Funktion
B. Verminderung der Stoffwechselaktivität
C. Abbau von Zellsubstanz
D. Verkleinerung der Zytoplasmaorganellen
E. Verkleinerung der Zellkerne

2.098	2.101	2.104		
2.099	2.102			
2.100	2.103		2.7	Fragentyp B

Liste 1   Liste 2

2.098 Verminderung der Nahrungs-   A. Endokrine Atrophie
      aufnahme
                                      B. Generalisierte
2.099 Hypopituitarismus   Atrophie

2.100 Lokalisierte Mangeldurch-   C. Vaskuläre Atrophie
      blutung
                                      D. Druckatrophie
2.101 Ruhigstellung einer Ex-
      tremität   E. Inaktivitäts-
                                         atrophie
2.102 Poliomyelitis

2.103 Zwerchfellfurchen der
      Leber (Zahn-Schnürfurchen)

2.104 Hypoxie

2.105	2.7	Fragentyp C

Die Unterscheidung, ob eine numerische oder einfache
Atrophie eines Organs vorliegt, kann nur durch Aus-
zählung der Zellen getroffen werden,

weil

bei der numerischen Atrophie der Zellverlust schlei-
chend und nicht im Rahmen von Nekrosen erfolgt.

2.106	2.7	Fragentyp C

Bei der chronisch-atrophischen Gastritis kommt es zu
einer einfachen Atrophie,

weil

der Magen im Verlaufe dieser Krankheit kleiner wird.

2.107   2.7   Fragentyp D

Bei welchen der folgenden Organe kommt es im Laufe des Lebens zu einer Involution?

1) Thymus
2) Ovar
3) Uterus
4) Leber

2.108   2.7   Fragentyp A

Welches Pigment tritt bei der physiologischen Alterung des Organismus gehäuft auf?

A. Lipofuszin
B. Hämosiderin
C. Hämatoidin
D. Melanin
E. Pseudomelanin

2.109   2.7   Fragentyp A

Welche Aussage zur Osteoporose ist nicht richtig?

A. Das Osteoid ist regelrecht mineralisiert.
B. Das Osteoid ist reduziert.
C. Das Osteoid ist im Überschuß vorhanden.
D. Das Gleichgewicht zwischen Knochenan- und -abbau ist gestört.
E. Bei einer Altersatrophie ist das Skelett in Form der generalisierten Osteoporose mitbeteiligt.

2.110   2.7   Fragentyp C

Die "seröse" Atrophie des Fettgewebes kommt nur im
Knochenmark vor,

weil,

bedingt durch die starren Wände der Knochenmarkhöhle,
der durch die Volumenverminderung der atrophischen
Fettzellen entstehende Raum mit Flüssigkeit gefüllt
wird.

2.111   2.7   Fragentyp D

Welche der aufgeführten Faktoren können zu einer Hypertrophie führen?

1) Verringerte funktionelle Belastung
2) Wachtumsreiz
3) Gesteigerte Durchblutung
4) Gesteigerte funktionelle Belastung

2.112   2.7   Fragentyp C

Hypertrophie und Hyperplasie sind dasselbe,

weil

es bei der Hypertrophie zu einer Zellvergrößerung ohne
Zellvermehrung kommt.

2.113   2.7   Fragentyp D

Wie äußert sich morphologisch eine gesteigerte Syntheserate oder eine funktionelle Mehrbelastung einer Zelle?

1) Im Auftreten eines Kernödems
2) In einer Größenzunahme und Vermehrung der Nukleolen
3) In der Bildung endomitotischer Riesenkerne
4) Im Auftreten mehrkerniger Riesenzellen

2.114　　　　　　　　　2.7　　　　　　　　　Fragentyp A

Welche der zellulären Strukturen vergrößert oder verbreitert sich <u>nicht</u> bei einer Hypertrophie?

A. Endoplasmatisches Retikulum

B. Lysosomen

C. Mitochondrien

D. Zellmembran

E. Zellkern

2.115　　　　　　　　　2.7　　　　　　　　　Fragentyp A

Welcher Zustand liegt vor, wenn z.B. eine Niere kleiner als die andere ist und weniger Papillen hat?

A. Aplasie

B. Choristie

C. Hypoplasie

D. Hypotrophie

E. Agenesie

2.116　　　　　　　　　2.7　　　　　　　　　Fragentyp C

Nach einer Nephrektomie kann man in den Hauptstückepithelien der verbleibenden Niere vergrößerte und ödematöse Kerne beobachten,

<u>weil</u>

dieses Phänomen ein morphologischer Ausdruck der Mehrbelastung der verbleibenden Niere ist.

2.117   2.7   Fragentyp D

Welche der folgenden Veränderungen sind charakteristisch für eine konzentrische Herzhypertrophie?

1) Zunahme der Muskelmasse
2) Gewichtszunahme
3) Einengung der Kammerlichtung
4) Dilatation der Herzkammer

2.118   2.7   Fragentyp D

Welche Strukturen vermehren sich bei einer Herzhypertrophie?

1) Muskelfasern
2) Myofibrillen
3) Herzmuskelkerne
4) Mitochondrien

2.119   2.7   Fragentyp C

Die Druck- und die Volumenhypertrophie des Herzens werden durch den gleichen Mechanismus ausgelöst,

weil

die vermehrt belastete Kammer systolisch während der isovolumetrischen Phase eine erhöhte Spannkraft entwickelt.

2.120   2.7   Fragentyp A

Durch welchen Mechanismus kommt es zur Vergrößerung der Epithelkörperchen bei funktioneller Mehrbelastung, z.B. im Rahmen einer Niereninsuffizienz?

A. Vermehrung der Parenchymzellen
B. Vergrößerung der Parenchymzellen
C. Vermehrte Fetteinlagerung in die Parenchymzellen
D. Zunahme des Zwischengewebes
E. Vermehrte Kalziumspeicherung

2.121   2.7   Fragentyp A

Welcher der folgenden Faktoren verursacht nicht eine Epithelkörperchenhyperplasie?

A. Senkung des Blutkalzium-Spiegels
B. Verminderte Kalziumresorption
C. Abnahme der glomerulären Filtration der Phosphate
D. Zunahme der Phosphatausscheidung
E. Hyperphosphatämie

2.122   2.7   Fragentyp A

Welche Veränderung ist kein Ödem im weitesten Sinne?

A. Aszites
B. Hydropische Degeneration
C. Hydrothorax
D. Anasarka
E. Lochkerne

2.123   2.7   Fragentyp A

Die folgenden pathogenetischen Mechanismen spielen eine
Rolle bei der Auslösung von Ödemen, <u>außer</u>:

A. Verminderung der Lymphdrainage
B. Erhöhung des hydrostatischen Drucks in den Kapillaren
C. Erniedrigung des kolloidosmotischen Drucks im Gewebe
D. Herabsetzung des Wasserbindungsvermögens des Blutplasmas
E. Herabsetzung des hydrostatischen Gewebsdrucks

2.124 2.127
2.125 2.128
2.126   2.7   Fragentyp B

Liste 1   Liste 2

2.124 Hungerödem   A. Hydrostatisches Ödem
2.125 Entzündliches   B. Onkotisches Ödem
      Ödem
                                 C. Dyshorisches Ödem
2.126 Lungenödem
                                 D. Osmotisches Ödem
2.127 Hydropische
      Zelldegeneration   E. Mechanisches Ödem
2.128 Lymphödem

2.129 2.132
2.130 2.133
2.131 2.134   2.7   Fragentyp B

Liste 1   Liste 2

2.129 Einengung der Luftwege   A. Lungenödem
2.130 Behinderung des Gas-   B. Pleuraerguß
      austausches
                                 C. Hirnödem
2.131 Lungenatelektasen
                                 D. Glottisödem
2.132 Herzbeuteltamponade
                                 E. Perikarderguß
2.133 Erblindung
2.134 Intrakranielle Druck-
      erhöhung

2.135 2.7 Fragentyp A

Welche Aussage zum Lungenödem ist nicht richtig?

A. Die Lungen sind groß.
B. Das Lungengewicht ist vermehrt.
C. In den Alveolen kommt es zu einer Flüssigkeitsansammlung
D. In den alveolären Makrophagen wird vermehrt Hämosiderinpigment gespeichert.
E. Die Kapillarendothelien sind vakuolisiert.

2.136 2.7 Fragentyp C

Die gestörte Hämodynamik ist der Hauptfaktor beim kardialen Lungenödem,

weil

der Sauerstoffmangel zu einer erhöhten Gefäßwandpermeabilität führt.

2.137 2.7 Fragentyp A

Welcher der folgenden Begriffe paßt nicht zu den übrigen?

A. Fibrose
B. Sklerose
C. Schwiele
D. Verhornung
E. Induration

2.138   2.7   Fragentyp D

Durch welche Mechanismen vermehren sich bei der Fibrose die kollagenen Bindegewebsfasern quantitativ?

1) Umsatzsteigerung der Fibroblasten
2) Vermehrung der Fibroblasten
3) Verminderter Abbau von kollagenen Fasern
4) Untergang von Parenchymzellen

2.139   2.7   Fragentyp D

Langdauernde venöse Stauung in einem Organ führt zur

1) Atrophie
2) Hypertrophie
3) Fibrose
4) Hyperplasie

2.140   2.7   Fragentyp A

Wie reagiert das Zentralnervensystem auf eine Gewebszerstörung?

A. Mit Bildung einer bindegewebigen Narbe
B. Mit einer Fasergliose
C. Mit einer Astrozytose
D. Mit der Ausbildung einer Spongiose
E. Mit einer Hyalinose

2.141   2.7   Fragentyp D

Welche der folgenden krankhaften Zustände verursachen häufig eine Fibrose?

1) Chronische Blutstauung
2) Chronische produktive Entzündung
3) Entparenchymisierende Entzündung
4) Nekrosen

2.142 2.7 Fragentyp A

Welche Eigenschaft ist für Fibrinoid nicht charakteristisch?

A. Färberisches Verhalten wie Fibrin
B. Lichtbrechend
C. Extrazelluläre Lokalisation
D. Faserstruktur
E. Entzündungsauslösend

2.143 2.7 Fragentyp D

Welche der folgenden Aussagen oder Aussagenkombinationen sind für Fibrinoid zutreffend?

1) Fibrinoid ist das morphologische Äquivalent einer Schädigung des Bindegewebes.
2) Fibrinoid tritt bevorzugt bei den sog. Kollagenosen auf.
3) Fibrinoid kann auch das morphologische Äquivalent einer Schädigung der Gefäßwand sein.
4) Fibrinoid tritt besonders bei hyperergischen Vorgängen auf.

2.144 2.7 Fragentyp A

In welchem der folgenden Organe oder Gewebe findet man bei Lupus erythematodes disseminatus keine fibrinoide Nekrosen?

A. Arteriolen
B. Gelenkkapseln
C. Serösen Häuten
D. Glatte Muskulatur des Magen-Darm-Traktes
E. Perikard

2.145	2.7	Fragentyp A

Eine fibrinoide Nekrose

A. ist spezifisch für eine Hypersensibilitätsreaktion
B. findet man nur in den Arterien des Pankreas bei akuter Pankreatitis
C. kann man in den Wänden der Arteriolen bei maligner Nephrosklerose finden
D. ist spezifisch für Lupus erythematodes disseminatus
E. ist eine Schockfolge an den Nierenarterien

2.146	2.7	Fragentyp A

In der Niere findet man beim Lupus erythematodes disseminatus folgende Veränderungen:

A. Noduläre Glomerulosklerose
B. Drahtschlingenphänomen
C. Papillenspitzennekrosen
D. Armanni-Ebstein-Zellen
E. Halbmondförmige Proliferation des Epithels der Bowmanschen Kapsel

2.147	2.7	Fragentyp A

Hyalin ist

A. eine chemisch definierte Substanz
B. ein besonderer physikalischer Zustand von mesenchymalen Strukturen
C. die Folge einer Antigen-Antikörper-Reaktion
D. das gleiche wie Amyloid
E. eine Ablagerungsform von Glykogen

2.148 2.7 Fragentyp A

Folgende Aussagen charakterisieren Hyalin zutreffend, außer:

A. Hyalin kann Proteine, Fettstoffe, Kohlenhydrate enthalten.
B. Epitheliales Haylin liegt immer intrazellulär vor.
C. Vaskuläres Hyalin tritt physiologischerweise in den Follikelarterien der Milz auf.
D. Hyaline Kugeln der Plasmazellen (Russelsche Körperchen) enthalten immer Immunglobuline.
E. Bindegewebiges Hyalin ist Ausdruck einer gestörten Bindegewebsneubildung.

2.149 2.7 Fragentyp A

Welches ist der wesentliche Unterschied zwischen bindegewebigem Hyalin und Fibrinoid?

A. Lichtbrechung
B. Beziehung zu den Gefäßen
C. Beziehung zum Kollagen und Bindegewebe
D. Auslösung von entzündlichen Reaktionen
E. Anfärbbarkeit

2.150 2.152
2.151 2.153   2.7   Fragentyp B

Liste 1	Liste 2
2.150 Virushepatitis	A. Mallory-Körper
2.151 Alkoholschaden der Leber	B. Russelsche Körperchen
2.152 Abnorme Permeabilität der Glomeruli	C. Hyaline Zylinder
	D. Councilman-Körper
2.153 Plasmazellen	E. Psammomkörper

2.154   2.7   Fragentyp A

Amyloid

A. liegt immer extrazellulär vor
B. ist an epitheliale Strukturen gebunden
C. liegt häufig in Parenchymzellen vor
D. beeinträchtigt gewöhnlich nicht die Organleistung
E. ruft eine charakteristische entzündliche Reaktion hervor

2.155   2.7   Fragentyp D

Aus welchen Bausteinen besteht Amyloid?

1) Proteinen
2) Lipiden
3) Glykoproteiden
4) Pentosen

2.156   2.7   Fragentyp A

Welches ist der wesentliche Bestandteil der Proteinkomponente des Amyloids?

A. Hydroxyprolin
B. Hydroxylysin
C. "Schwere" Ketten der Immunglobuline
D. "Leichte" Ketten der Immunglobuline
E. Albumin

2.157 2.7 Fragentyp A

Welches ist der wichtigste Faktor in der Pathogenese der Amyloidose?

A. Gesteigerte Proteinsynthese der retikulohistiozytären Zellen
B. Steigerung der Phagozytose der retikulohistiozytären Zellen
C. Dysfunktion der Proteinsynthese der retikulohistiozytären Zellen
D. Anstieg der Gammaglobuline
E. Proliferation der retikulohistiozytären Zellen

2.158 2.7 Fragentyp D

Welche der folgenden Erkrankungen kann mit dem Auftreten einer Amyloidose im weitesten Sinne einhergehen?

1) Chronische Entzündung
2) Plasmazelluläres Myelom
3) Senile Organinvolution
4) Malabsorptionssyndrom

2.159 2.7 Fragentyp A

Welches Organ ist bei der perikollagenen Altersamyloidose gewöhnlich nicht befallen?

A. Herz
B. Gehirn
C. Samenblasen
D. Skelettmuskulatur
E. Pankreas

2.160   2.7   Fragentyp C

Bei der Begleitamyloidose nach oder bei Tuberkulose steht klinisch häufig ein nephrotisches Syndrom im Vordergrund,

weil

in der Niere Amyloid gewöhnlich perikollagen abgelagert wird.

2.161   2.7   Fragentyp C

In der Leber kommt es bei der Amyloidose zur Erschwerung der Nährstoff- und Sauerstoffversorgung,

weil

das Amyloid in den Disseschen Räumen abgelagert wird.

2.162   2.7   Fragentyp C

Bei der Amyloidose der Leber kommt es zur Verschmälerung und Atrophie der Leberzellen,

weil

Amyloid ein Produkt der Leberepithelien ist.

2.163	2.166	2.169		
2.164	2.167			
2.165	2.168		2.7	Fragentyp B

Liste 1

2.163 Folliculäre Amyloidablagerung in der Milz

2.164 Multiples Myelom

2.165 Zungengrund-Amyloidose

2.166 Amyloid-Ablagerungen in den Nierenkörperchen

2.167 Kehlkopf-Amyloidose

2.168 Familiäres Mittelmeerfieber

2.169 Begleitamyloidose nach Osteomyelitis

Liste 2

A. Sagomilztyp der Amyloidose

B. Schinkenmilztyp der Amyloidose

C. Perikollagene Form der Amyloidose

D. Tumorförmiges, lokales Amyloid

E. Periretikuläre Form der Amyloidose

3. Störungen der Differenzierung und des Wachstums

3.001	3.003		
3.002	3.004	3.1	Fragentyp B

Liste 1   Liste 2

3.001 Gametopathien   A. Störung der Entwicklung nach
3.002 Blastopathien   dem Ende des 3. Schwanger-
3.003 Embryopathien   schaftsmonats
3.004 Fetopathien   B. Entwicklungsstörungen zwi-
                              schen dem 1. und 2. Monat
                           C. Chromosomenanomalie
                           D. Entwicklungsstörung vom
                              18. Tag bis Ende des 3.
                              Monats
                           E. Entwicklungsstörung bis
                              zum 18. Tag

3.005	3.1	Fragentyp D

Welche Aussage oder welche Aussagenkombinationen zur Blastopathie ist (sind) richtig?

1) Doppelmißbildungen sind darauf zurückzuführen, daß sich zwei oder mehrere Keimlingsanlagen nicht zu zwei getrennten Lebewesen entwickelt haben.
2) Bei der parasitären Doppelmißbildung sind die verdoppelten Abschnitte nicht gleichmäßig, sondern rudimentär entwickelt.
3) Eine fetale Inklusion ist die Folge einer asymmetrischen Doppelbildung.
4) Die Parasitenbildung führt häufig zur Ausbildung einer unförmigen Masse am sakralen Ende des Autosits.

3.006 3.1 Fragentyp C

Das Ende einer teratogenetischen Terminationsperiode
ist eindeutig, der Beginn jedoch nicht eindeutig festgelegt,

weil

Mißbildungen bestimmter Organe oder Organsysteme nur
so lange entstehen können, wie die zugehörige Entwick-
lungsphase noch nicht abgeschlossen ist.

3.007 3.010
3.008 3.011
3.009 3.1 Fragentyp B

Liste 1   Liste 2

3.007 Aplasie   A. Epignathus

3.008 Dysraphie   B. Kein Wachstum der vorhande-
                                  nen Organanlage
3.009 Doppelmißbildung
                               C. Die Organanlage ist nicht
3.010 Agenesie   vorhanden

3.011 Hypoplasie   D. Aortenisthmusstenose

                               E. Myelozystozele

3.012 3.014
3.013 3.1 Fragentyp B

Liste 1   Liste 2

3.012 Rachischisis   A. Hirnhäute als Bruchinhalt

3.013 Meningozele   B. Zustand der offenen Medull-
                                  larrinne
3.014 Myelozele
                               C. Flüssigkeitsansammlung zwi-
                                  schen Dura und Pia

                               D. Fetopathie

                               E. Häufig die Folge einer Zyto-
                                  megalieinfektion

3.015   3.1   Fragentyp A

Welche Aussage zum Vorhofseptumdefekt ist nicht richtig?

A. Der Septum-secundum-Defekt liegt im Bereich des Foramen ovale.
B. Der Septum-primum-Defekt liegt an der Basis des Vorhofs.
C. Für die Auswirkung auf die Hämodynamik ist in erster Linie die Lokalisation der Defekte verantwortlich.
D. Der rechte Ventrikel hat beim Vorhofseptum-Defekt eine vermehrte Volumenbelastung.
E. Beim Septum-primum-Defekt kommt es gelegentlich zur Spaltbildung im aortalen Mitralsegel.

3.016   3.1   Fragentyp A

Welche Aussage zum Ventrikelseptumdefekt ist richtig?

A. Der Ventrikelseptumdefekt liegt nur selten im Bereich des Septum membranaceum
B. Es besteht ein Rechts-Links-Shunt.
C. Der Ventrikelseptumdefekt liegt ausschließlich im muskulären Anteil des Kammerseptums.
D. Kleine Ventrikelseptumdefekte können sich spontan verschließen.
E. Der Ventrikelseptumdefekt ist häufig die Folge einer intrauterin erworbenen Zytomegalieinfektion.

3.017   3.1   Fragentyp A

Welche Mißbildung gehört nicht zur Fallotschen Tetralogie?

A. Ventrikelseptumdefekt
B. Vorhofseptumdefekt
C. Pulmonalstenose
D. "Reitende Aorta"
E. Rechtsherzhypertrophie

3.018   3.1   Fragentyp D

Was unterscheidet die Hauptformen der Aortenisthmusstenose - juveniler oder erwachsener Typ?

1) Ausbildung von Kollateralen
2) Zeitpunkt der Entstehung
3) Lokalisation
4) Blutdruckerhöhung in den unteren Extremitäten

3.019   3.1   Fragentyp D

Welche Aussage oder Aussagenkombinationen ist (sind) richtig?

1) Bei 1% der Kinder ist der Ductus arteriosus noch am Ende des ersten Lebensjahres offen.
2) Der Ductus arteriosus stellt den distalen Abschnitt der 6. linken Kiemenbogenarterie dar.
3) Der Verschluß des Ductus arteriosus beginnt bei zunehmender O_2-Konzentration des arteriellen Blutes.
4) Der offene Ductus arteriosus führt zu einer vermehrten Volumenbelastung des linken Ventrikels.

3.020   3.1   Fragentyp C

Tritt zu einer kompletten Transposition der großen Arterien noch ein Ventrikelseptumdefekt hinzu, ist diese Kombination von Herzfehlern nicht mit dem Leben zu vereinbaren,

weil

dadurch die Druckbelastung des rechten Ventrikels zu stark wird.

3.021   3.1   Fragentyp C

Die Agenesie einer Niere ist eine Embryopathie,

<u>weil</u>

ein vorzeitiger Stillstand der Organentwicklung auf eine Schädigung während der Embryogenese zurückzuführen ist.

3.022   3.1   Fragentyp C

Die Atresie ist eine Sonderform der Aplasie,

<u>weil</u>

bei der Atresie die Entwicklung von Lumina in Hohlorganen ausbleibt.

3.023   3.1   Fragentyp D

Bei der Toxoplasma-Enzephalopathie finden sich:

1) Gewebsnekrosen
2) Angiitiden
3) Verkalkungen
4) Ikterische Stammganglien

3.024   3.1   Fragentyp A

Welche Aussage zur Rötelembryopathie ist <u>nicht</u> richtig?

A. Die Viren sind für die wachsenden Zellen des Embryos direkt zytotoxisch.
B. Die Zellen der infizierten Kinder zeigen vermehrt Chromosomenbrücken.
C. Die absolute Zellzahl in den kindlichen Organen ist häufig vermehrt.
D. Die Zellen vermehren sich in Gewebekulturen unterdurchschnittlich.
E. Die Art der Mißbildung ist vom Zeitpunkt der Infektion abhängig.

3.025	3.1	Fragentyp A

Bei der Embryopathia diabetica finden sich (eine)

A. Riesenkinder, Pankreasinselhyperplasie
B. kachektische Kinder, Inselhyalinose
C. zystische Pankreasfibrose
D. Herzmißbildungen, Hepatosplenomegalie
E. Pankreashypoplasie, hyperglykämische Krisen

3.026	3.1	Fragentyp C

Ionisierende Strahlen führen zu Anomalien des Embryos,

weil

die Strahlen nicht nur in den Keimzellen Mutationen auslösen können, sondern auch direkt auf den Embryo einwirken.

3.027	3.1	Fragentyp A

Der Morbus haemolyticus neonatorum beruht auf

A. der Bildung von anomalem Hämoglobin
B. einer fehlerhaften Zusammensetzung der Erythrozyten
C. der Bildung von Iso-Antikörpern
D. der Bildung von Auto-Antikörpern
E. einer toxisch bedingten intrauterinen Hämolyse

3.028　　　　　　　　　3.1　　　　　　　　　Fragentyp D

Die Mißbildungen durch Thalidomid werden verursacht durch

1) eine selektive Wirkung auf die Osteoblasten
2) eine Hemmung der DNA-Synthese
3) eine Störung des Kalziumstoffwechsels
4) eine Störung der Kollagensynthese

3.029　　　　　　　　　3.2　　　　　　　　　Fragentyp A

Welche Aussage ist richtig?

A. Beim Wechselgewebe bleibt die Teilungsfähigkeit in allen Zellen erhalten.
B. Im Dauergewebe geht die Teilungsfähigkeit kurz vor der Geburt verloren.
C. Die Zellen im Dauergewebe sind zur DNS-Synthese befähigt.
D. Im stabilen Gewebe ist nur ein Teil der Zellen teilungsfähig.
E. Die differenzierten Zellen des Wechselgewebes haben eine lange Lebenszeit.

3.030　　　　　　　　　3.2　　　　　　　　　Fragentyp C

Die Leberepithelien sind zur Regeneration nicht befähigt,

weil

sie reversibel postmitotische Zellen sind.

3.031　　　　　　　　　3.2　　　　　　　　　Fragentyp C

Herzmuskelzellen sind fakultativ regenerationsfähig,

weil

sie differenziert intermitotische Zellen sind.

3.032 3.2 Fragentyp C

Die basalen Epithelien der Epidermis stellen ein Wechselgewebe dar,

weil

sie aus vegetativ intermitotischen Zellen bestehen.

3.033 3.036
3.034 3.037
3.035 3.2 Fragentyp B

Liste 1   Liste 2

3.033 Wechselgewebe   A. Defektheilung nach Nekrose
3.034 Zentralnerven-   B. Amputationsneurom
      system   C. Fakultative Regeneration
3.035 Narbige Unter-   D. Häufige Restitutio ad
      brechung von   integrum nach Nekrose
      Nerven
3.036 Herzmuskel
3.037 Lebergewebe

3.038 3.2 Fragentyp C

Oberflächliche Epitheldefekte in der Epidermis können durch Regeneration überlebender Epithelien ersetzt werden,

weil

durch einen Anstieg der Produktion von Chalonen die Basalzellen zur gesteigerten Proliferation veranlaßt werden.

3.039   3.2   Fragentyp D

Welches ist oder sind die Voraussetzung(en) für eine Restitutio ad integrum stabiler Gewebe?

1) Art und Umfang der Schädigung
2) Die Teilungsfähigkeit der Zellen
3) Erhaltung des Bindegewebsgerüsts
4) Gesteigerte Produktion von Chalonen

3.040   3.2   Fragentyp D

Ein älteres Granulationsgewebe ist reich an

1) Granulozyten
2) Fibrin
3) Kapillaren und Fibrin
4) Fasern und Kapillaren

3.041   3.2   Fragentyp A

Welche Aussage zum Granulationsgewebe ist richtig?

A. Granulationsgewebe bildet sich nur um Fremdkörper.
B. Das Granulationsgewebe besteht aus konfluierenden Granulomen.
C. Im Granulationsgewebe finden sich stets Fremdkörperriesenzellen.
D. Granulationsgewebe ist der erste Schritt der Defektheilung.
E. Granulationsgewebe tritt nur bei infizierten Wunden auf.

3.042   3.2   Fragentyp D

Für das Keloid trifft zu:

1) Überschießende Kapillarproliferation
2) Auftreten nur im Bereich der Haut
3) Entstehung bei Kortikosteroid-Überschuß
4) Exzessive Bindegewebsproliferation

3.043 3.045
3.044 3.046   3.2   Fragentyp B

Liste 1   Liste 2

3.043 Exsudative Phase   A. Produktion von Bindegewebe
      der Wundheilung   B. Austritt von Blut oder
3.044 Resorptive Phase   Plasma in den Gewebsdefekt
      der Wundheilung   C. Phagozytose
3.045 Proliferative   D. Granulationsgewebe
      Phase der Wund-
      heilung   E. Steigerung der Produktion
                               von Chalonen
3.046 Reparative Phase
      der Wundheilung

3.047 3.049
3.048 3.050   3.2   Fragentyp B

Frakturheilung

Liste 1   Liste 2

3.047 1.-2. Tag   A. Provisorischer bindegewebi-
3.048 2.-8. Tag   ger Kallus
3.049 1.-4. Woche   B. Vorläufiger knöcherner
                               Kallus
3.050 4.-6. Woche
                            C. Knorpelkallus
                            D. Frakturhämatom
                            E. Definierter knöcherner
                               Kallus

3.051   3.2   Fragentyp C

Eine Pseudarthrose entsteht durch eine fehlerhafte Brückenbildung zwischen den Frakturenden eines Knochens,

weil

es infolge einer zusätzlichen Infektion bei einer Fraktur zur Ausbildung eines Callus luxurians kommen kann.

3.052   3.2   Fragentyp D

Welche Veränderung(en) ist oder sind Störungen der Knochenfrakturheilung?

1) Entzündung
2) Pseudarthrosebildung
3) Bildung eines Knorpelkallus
4) Überschießende Kallusbildung

3.053   3.2   Fragentyp D

Was geschieht beim Absterben eines Neurons?

1) Markscheidenzerfall
2) Neuronophagie
3) Auftreten von Gitterzellen
4) Glianarben

3.054   3.2   Fragentyp A

Welche Aussage zum Amputationsneurom ist richtig?

A. Wachstum von Achsenzylindern des zentralen Stumpfes
B. Proliferation der Achsenzylinder des peripheren Stumpfes
C. Wachstum von Achsenzylindern und Schwannschen Zellen
D. Dient als Gleitschiene zur völligen Wiederherstellung der Nerven
E. Neigt zur malignen Entartung

3.055   3.3   Fragentyp D

Bei welchem oder welchen der folgenden Gewebe können Metaplasien auftreten?

1) Quergestreifte Muskulatur
2) Harnblasenepithel
3) Gebärmutterschleimhautepithel
4) Bronchialepithel

3.056   3.3   Fragentyp C

Eine Metaplasie ist immer direkt,

<u>weil</u>

die Umwandlung eines Gewebes in ein anderes nur über eine Reservezelle mit hoher prospektiver Potenz möglich ist.

3.057   3.3   Fragentyp D

Welche Aussagenkombination(en) ist (sind) richtig?

1) Eine Metaplasie ist irreversibel.
2) Eine Metaplasie kann durch Hormone induziert werden.
3) Eine Metaplasie ist als Präkanzerose anzusehen.
4) Bei der Ausbildung einer Metaplasie kommt es zu einer Freilegung von nichtaktiven Genorten.

3.058   3.3   Fragentyp C

Wenn in der Bronchialschleimhaut Plattenepithel gefunden wird, besteht eine Metaplasie,

<u>weil</u>

Plattenepithel in den Bronchien eine neue Differenzierung des Epithels bedeutet.

3.059   3.3   Fragentyp A

Welche Aussage zur intestinalen Metaplasie der Magenschleimhaut ist richtig?

A. Die intestinale Metaplasie ist eine direkte
   Metaplasie.
B. Die intestinale Metaplasie ist eine Präkanzerose.
C. Die intestinale Metaplasie kommt nur bei der chro-
   nisch-atrophischen Gastritis vor.
D. Die intestinale Metaplasie ahmt den Aufbau der
   Dünndarmschleimhaut nach.
E. Die intestinale Metaplasie kommt nur im Antrum vor.

3.060   3.3   Fragentyp D

Im Bindegewebe ist der Fibroblast als Reservezelle für
eine Metaplasie anzusehen.
Welche Ausdifferenzierung ist möglich?

1) Knochengewebe
2) Knorpelgewebe
3) Glatte Muskulatur
4) Blutbildende Knochenmarkzellen

4. Tumoren

4.001   4.1   Fragentyp A

Welche Aussage ist nicht richtig?

A. Ein Tumor wird als eine abnorme Gewebsmasse definiert.
B. Der Tumor entsteht durch eine exzessive unkontrollierte und progressive Zellproliferation.
C. Die Zellproliferation ist autonom.
D. Die Zellproliferation ist abhängig von einer kontinuierlichen Stimulation.
E. Ein Tumor besteht aus körpereigenen Zellen.

4.002   4.1   Fragentyp A

Welches der folgenden Merkmale ist im allgemeinen spezifisch für maligne Tumoren?

A. Mitosen
B. Zellreichtum
C. Bildung von Riesenzellen
D. Infiltratives Wachstum
E. Expansives Wachstum

4.003   4.1   Fragentyp D

Welche der folgenden Feststellungen trifft oder treffen
für eine Geschwulst zu?

1) Ihr Wachstum ist immer schneller als das des Mutter-
   gewebes.
2) Ihre Reizunabhängigkeit führt nicht unbedingt zu
   einem unbegrenzten Wachstum.
3) Ihr Gewebe ist häufig mit dem umgebenden Normal-
   gewebe funktionell und wachstumsmäßig koordiniert.
4) Es besteht immer ein überschießendes Wachstum.

4.004   4.2   Fragentyp A

Zellen maligner Tumoren haben charakteristischerweise

A. einen kleinen Kern
B. einen im Verhältnis zum Kern kleinen Nukleolus
C. einen im Verhältnis zum Kern großen Nukleolus
D. weniger Kernchromatin als normalerweise
E. Riesenchromosomen

4.005   4.3   Fragentyp A

Wie metastasieren Karzinome und Sarkome?

A. Sie setzen gleich häufig lymphogene und hämatogene
   Metastasen.
B. Sie metastasieren beide zuerst in die Lymphknoten.
C. Sie halten sich beide bei der Metastasierung an die
   perineuralen Lymphscheiden.
D. Sarkome haben häufiger hämatogene und Karzinome
   häufiger lymphogene Metastasen.
E. Sarkome haben häufiger lymphogene und Karzinome
   häufiger hämatogene Metastasen.

| 4.006 | 4.3 | Fragentyp A |

Metastasen in den Lymphknoten findet man zuerst

A. im Hilus
B. in den zentralen Sinusoiden
C. in den Keimzentren
D. in den Randsinus
E. in der Kapsel

| 4.007 | 4.3 | Fragentyp D |

Welche der genannten Tumoren neigen besonders zu Knochenmetastasen?

1) Leber- und Pankreaskarzinome
2) Schilddrüsen- und Prostatakarzinome
3) Speicheldrüsen- und Magenkarzinome
4) Lungen- und Mammakarzinome

| 4.008 | 4.4 | Fragentyp C |

Ein Patient, der nach Diagnose und Behandlung eines malignen Tumors noch 5 Jahre lebt, kann als geheilt gelten,

weil

Spätrezidive nicht nach 5 Jahren auftreten.

4.009   4.4   Fragentyp D

Welche Aussage oder Aussagenkombinationen ist (sind) nicht richtig?

1) Tumorzellen haben kürzere Generationszeiten als Muttergewebe.
2) Die Mitosedauer ist kürzer.
3) Tumorzellen sprechen in der Regel schneller auf wachstumsfördernde Substanzen an.
4) Die Generationszeiten von Tumorzellen sind gleichmäßig.

4.010   4.013   4.016
4.011   4.014
4.012   4.015   4.5   Fragentyp B

Liste 1   Liste 2

4.010 Morbus Bowen   A. Metaplasie
4.011 Morbus Paget des   B. Fakultative Präkanzerose
      Knochens
                               C. Dysplasie
4.012 Polyposis in-
      testinalis   D. Obligate Präkanzerose
4.013 Neurofibromatose   E. Karzinom
4.014 Xeroderma pigmentosum
4.015 Craurosis vulvae
4.016 Melanotische Präblastomatose

4.017   4.5   Fragentyp D

Eine erhöhte Rate bösartiger Entartung ist zu beobachten bei der

1) Colitis ulcerosa gravis
2) Acanthosis nigricans
3) familiären Polyposis intestini
4) einfachen Mastopathia fibrosa

4.018	4.5	Fragentyp D

Welchen oder welche der folgenden Begriffe verbinden Sie mit einer Präkanzerose?

1) Variable Entartungsrate angeborener Veränderungen
2) Zeitunabhängiges Entartungsrisiko
3) Colitis ulcerosa (prolongiert)
4) Chronische, nichtproliferierende Mastopathie

4.019	4.5	Fragentyp C

Das Carcinoma in situ der Portio uteri ist eine fakultative Präkanzerose,

weil

bei dem Carcinoma in situ kein infiltratives Wachstum vorliegt.

4.020	4.5	Fragentyp C

Chemische karzinogene Substanzen zeigen eine Dosis-Wirkung-Beziehung,

weil

nach ihrer Einwirkung bis zur Geschwulstentstehung eine längere Zeit vergeht.

4.021   4.024
4.022   4.025
4.023   4.5   Fragentyp B

Liste 1   Liste 2

4.021 Zusammenspiel mehrerer   A. Präblastomatose
      Karzinogene
                                       B. Thorotrast-Speiche-
4.022 Promotoreffekt   rung

4.023 Geschlechtsabhängige   C. Disposition
      Geschwulstlokalisation
                                       D. Kokarzinogen
4.024 Radioisotopenwirkung
                                       E. Synkarzinogenese
4.025 Hämangioendotheliom

4.026   4.5   Fragentyp D

Das Krebswachstum wird beim Menschen durch folgende
Faktoren begünstigt:

1) Hormone
2) Physikalisch-chemische Reize
3) Erbliche Präblastomatosen
4) Virusinfekte

4.027   4.5   Fragentyp D

Für welche der folgenden Erkrankungen ist eine Virusätiologie zu diskutieren?

1) Burkitt-Tumor
2) Rous-Sarkom
3) Molluscum contagiosum
4) Condyloma acuminatum

4.028   4.6   Fragentyp A

Ein paraneoplastisches Syndrom

A. gibt es nur bei Plattenepithelkarzinom
B. gibt es nur bei Tumoren der oberen Luftwege
C. tritt gehäuft bei Tumoren des Pankreas auf
D. manifestiert sich nur an Venen
E. ist immer hormonell bedingt

4.029   4.032
4.030   4.033
4.031   4.5   Fragentyp B

Liste 1   Liste 2

4.029 Kankroide der Haut   A. 1-Naphthylamin

4.030 Schneeberger Lungenkrebs B. Radium

4.031 Harnblasenkarzinom   C. Buttergelb

4.032 Leberkarzinom   D. Asbest

4.033 Bronchialkarzinom   E. Arsen

4.034   4.5   Fragentyp C

Die Karzinogenese durch chemische Substanzen verläuft in mehreren Phasen,

weil

ein Kokarzinogen die Tumorpromotion verbessert.

4.035   4.6   Fragentyp D

Welchen oder welche der folgenden Zustände würden Sie bei einem metastasierenden Magenkarzinom als paraneoplastisches Syndrom ansehen?

1) Hämatemesis
2) Anfälligkeit gegenüber Infektionen
3) Spontanfrakturen
4) Thrombozytopenische Mikroangiopathie

4.036   4.6   Fragentyp C

Auch gutartige Tumoren können lebensgefährdend sein,

weil

gutartige Tumoren ein histotypisches Wachstum zeigen.

4.037   4.8   Fragentyp D

Ein Leiomyom kann in folgenden Organen entstehen:

1) Ösophagus
2) Cervix uteri
3) Muscularis propria des Ileums
4) Vorhof-Myokard

4.038   4.8   Fragentyp D

Bezüglich der Angiome ist folgendes zutreffend:

1) Angiome sind manchmal die Ursache intrazerebraler Massenblutungen.
2) Angiome kommen auch in der Wirbelsäule vor.
3) Maligne Form nennt man Angiosarkome.
4) Angiome sind in der Leber sehr häufig.

4.039   4.8   Fragentyp A

Leiomyosarkome und Rhabdomyosarkome unterscheiden sich voneinander dadurch, daß

A. man in Rhabdomyosarkomen eine intrazelluläre Querstreifung findet
B. man Leiomyosarkome nur im Uterus und Rhabdomyosarkome nur im Herzen findet
C. man nur in Rhabdomyosarkomen Riesenzellen findet
D. Leiomyosarkome vorwiegend bei Jugendlichen auftreten
E. Rhabdomyosarkome niemals Fernmetastasen setzen

| 4.040 | 4.8 | Fragentyp A |

Welcher der genannten Tumoren wird in seiner malignen Form nicht den Sarkomen zugeordnet?

A. Lipom
B. Myxom
C. Hämangiom
D. Endotheliom
E. Papillom

4.041 4.044		
4.042 4.045		
5.043 4.046	4.8	Fragentyp B

Liste 1

4.041 Vorwiegend Herz
4.042 Vorwiegend Uterus
4.043 Hamartom
4.044 Unreifes Mesenchym
4.045 Anastomosen
4.046 Zystom

Liste 2

A. Embryonales Rhabdomyosarkom
B. Leiomyom
C. Rhabdomyom
D. Adenom
E. Glomustumor

| 4.047 | 4.8 | Fragentyp A |

Welche Kriterien bestimmen die Einteilung der malignen Lymphome nach der Kieler Klassifikation?

A. Wachstumsart und Zelltyp
B. Zelltyp und Ort der Entstehung
C. Zelltyp und Produktion von Immunglobulinen
D. Zelltyp und biologisches Verhalten
E. Wachstumsart und biologisches Verhalten

4.048						4.8						Fragentyp A

Das biologische Verhalten der malignen Lymphome wird
bestimmt durch

A. die Zahl der Mitosen
B. die Wachstumsart
C. das Verhältnis von "Zyten" zu "Blasten"
D. das Verhältnis T/B-Zellen
E. den Gehalt an Retikulumzellen

4.049   4.051
4.050						4.8						Fragentyp B

Liste 1						Liste 2

4.049 Verruca seborrhoica		A. Mesothelien
4.050 Harnblasenpapillom		B. Plattenepithelien
4.051 Gaumenpapillom			C. Basalzellen der Epi-
									dermis
								D. Urothelien
								E. Keratinozyten

4.052						4.8						Fragentyp A

Welche morphologischen Kriterien gehören nicht zum
Fibroadenom der Mamma?

A. Proliferation des Stromas
B. Myxomatöse Stomadegeneration
C. Proliferation der Milchgänge
D. Invasives Wachstum
E. Häufigkeitsgipfel im 30. Lebensjahr

4.053   4.8   Fragentyp A

Welche morphologische Veränderung findet sich nicht in Adenomen der Dickdarmschleimhaut?

A. Tubuläre Drüsen
B. Papilläre Drüsen
C. Zellatypien
D. Vermehrung der glatten Muskulatur
E. Blutungen

4.054   4.8   Fragentyp A

Welche Polypen der Dickdarmschleimhaut sind echte Neoplasien?

A. Hyperplastischer Polyp
B. Peutz-Jeghers-Polyp
C. Tubuläres Adenom
D. Juveniler Polyp
E. Lymphatischer Polyp

4.055   4.8   Fragentyp D

Szirrhöse Karzinome

1) metastasieren sehr selten
2) kommen nur im Magen vor
3) sind auffallend gefäßreich
4) haben viel Stroma und wenig Zellen

4.056   4.8   Fragentyp A

Medulläre Tumoren sind Tumoren

A. des Knochenmarks
B. mit wenig Stroma und vielen Zellen
C. mit viel Stroma und wenig Zellen
D. des Nebennierenmarks
E. mit seltener Metastasierung

4.057   4.8   Fragentyp C

Bronchial- und Mammakarzinome gehören zu den 4 häufigsten Karzinomen der Frau,

weil

durch die Vorsorgeuntersuchung das Kollumkarzinom stark zurückgegangen ist.

4.058   4.8   Fragentyp C

Das Basaliom gehört zu den eher gutartigen Tumoren,

weil

das Basliom lokal expansiv wächst.

4.059   4.8   Fragentyp A

Hirntumoren metastasieren bevorzugt

A. in die Lungen
B. in die Leber
C. innerhalb des ZNS
D. in das periphere Nervensystem
E. in die Wirbelkörper

4.060   4.8   Fragentyp A

Welche der folgenden Aussagen trifft für das Medulloblastom zu?

A. Histotypisches Wachstum
B. Strahlenempfindlichkeit
C. Keine Metastasen
D. Langsames Wachstum
E. Wenige Mitosen

4.061   4.8   Fragentyp D

Welche der folgenden Merkmale finden sich beim Oligodendrogliom?

1) Aufbau durch Rundzellen
2) Auftreten im mittleren Lebensalter
3) Verkalkungen
4) Langsames Wachstum

4.062 4.064
4.063 4.065   4.8   Fragentyp B

Liste 1	Liste 2
4.062 Häufigstes Gliom	A. Glioblastom
4.063 Kernpalisaden	B. Spongioblastom
4.064 Häufigkeitsgipfel zwischen 5. und 6. Lebensjahrzehnt	C. Medulloblastom
	D. Oligodendrogliom
4.065 Rosenthalsche Fasern	E. Neurinom

4.066   4.8   Fragentyp A

Das Neuroblastom

A. entwickelt sich meistens aus drei Keimblättern
B. entsteht aus dem mesonephrogenen Gewebe
C. ist ein Tumor des Zentralnervensystems
D. ist ein Tumor des sympathischen Nervensystems
E. ist der häufigste maligne Tumor des Kindesalters

4.067   4.8   Fragentyp C

Das Kraniopharyngeom besteht aus Platten- und Schmelzepithel,

weil

das Kraniopharyngeom zu den dysontogenetischen Geschwülsten gerechnet wird.

4.068   4.9   Fragentyp A

Welche der folgenden Aussagen trifft für die zytologische Untersuchung im Rahmen der Tumordiagnostik zu?

A. Die falsch-negativen Ergebnisse beruhen vorwiegend auf methodischen Fehlern.
B. Die falsch-negativen Ergebnisse bestimmen die Spezifität dieser Methode.
C. Sie wird nach der histologischen Untersuchung durchgeführt.
D. Sie dient vorwiegend der Diagnostik gutartiger Tumoren.
E. Ihr positiver Ausfall bedeutet eine sichere Tumordiagnose.

4.069 4.10 Fragentyp D

Für das Bronchialkarzinom trifft zu:

1) Nur ein geringer Teil der Fälle betrifft Nichtraucher.
2) Am häufigsten ist der kleinzellige Typ.
3) Periphere Tumoren haben eine bessere Prognose.
4) Drüsengeschwülste treten häufiger bei Frauen als bei Männern auf.

4.070 4.073
4.071 4.074
4.072 4.10 Fragentyp B

Liste 1	Liste 2
4.070 Bronchialkarzinom	A. Späte Metastasierung
4.071 Magenkarzinom	B. Hellzelliges Adenokarzinom
4.072 Prostatakarzinom	C. 25% der Gesamtkrebssterblichkeit in der BRD
4.073 Polyposis intestini	D. Peutz-Jeghers-Syndrom
4.074 Peripheres Lungenkarzinom	E. Häufig Carcinoma gelatinosum

4.075 4.10 Fragentyp C

Bei einem "early cancer" des Magens ist die Überlebensrate sehr hoch,

weil

bei dem Frühkarzinom die Submukosa noch nicht infiltriert ist.

4.076   4.10   Fragentyp C

Magenkarzinome können zur Ausbildung von Krukenberg-Tumoren führen,

weil

Krukenberg-Tumoren im geschlechtsreifen Ovar bevorzugt auftreten.

4.077   4.10   Fragentyp D

Welche der folgenden Feststellungen über das Magenkarzinom ist oder sind richtig?

1) Häufige Entstehung auf dem Boden eines chronischen Ulkus
2) Häufigstes Auftreten im Kardia-Korpus-Bereich
3) Medulläre Karzinome führen zur Schrumpfung des Magens
4) Gallertkarzinome infiltrieren frühzeitig

4.078   4.10   Fragentyp A

Welcher Faktor ist für die Prognose des Magenkarzinoms entscheidend?

A. Lokalisation des Tumors
B. Alter des Patienten
C. Ausbreitung des Tumors in der Magenwand
D. Makroskopische Beschaffenheit des Tumors
E. Invasion der Lymphgefäße in der Submukosa

4.079 4.10 Fragentyp C

Etwa 75% der Dickdarmkarzinome sind im Rektum und Colon descendens lokalisiert (BRD),

weil

Schleimhautpolypen dieser Lokalisation häufiger entarten als in den anderen Dickdarmabschnitten.

4.080 4.10 Fragentyp C

Die meisten kolorektalen Karzinome können durch sorgfältige digitale rektale Untersuchung entdeckt werden,

weil

im unteren Abschnitt des Rektums die meisten kolorektalen Karzinome entstehen.

4.081 4.10 Fragentyp D

Für das Dickdarmkarzinom trifft folgendes zu:

1) Dritthäufigste Krebstodesursache in der BRD.
2) Szirrhöse Karzinome sind selten.
3) Villöse Polypen entarten häufiger als adenomatöse.
4) Die Entstehung von Stenosen korreliert mit dem Verlauf der Lymphbahnen.

4.082 4.10 Fragentyp D

Welche der folgenden Erkrankungen haben kein erhöhtes Karzinomrisiko?

1) Colitis ulcerosa
2) Polyposis intestinalis
3) Adenome
4) Peutz-Jeghers-Syndrom

4.083 4.10 Fragentyp A

Welche der folgenden Feststellungen trifft für das Mammakarzinom zu?

A. Das Stillen erhöhte das Karzinomrisiko.
B. Die hämatogene Metastasierung erfolgt frühzeitig.
C. Das lobuläre Karzinom liegt im Bereich der Mamille.
D. Ein Gallertkarzinom kann von der Mamma ausgehen.
E. Die chronische zystische Mastopathie ist keine Präkanzerose.

4.084 4.10 Fragentyp D

Welche der Veränderungen ist (sind) nicht bösartig?

1) Lobuläres Carcinoma in situ
2) Sklerosierende Adenose
3) Intraduktales Karzinom
4) Intraduktale Papillomatose

4.085 4.10 Fragentyp D

Für das Mammakarzinom trifft zu:

1) Häufigste Todesursache der 40-45jährigen Frauen der BRD.
2) Östrogen ist für seine Entwicklung von Bedeutung.
3) Es entwickelt sich häufiger bei alten Erstgebärenden als bei jungen Müttern.
4) Eine späte Menarche korreliert mit einer erhöhten Karzinomrate.

4.086	4.10	Fragentyp D

Das lobuläre Carcinoma in situ

1) tritt häufig multipel auf
2) neigt zur frühzeitigen Metastasierung
3) kommt nicht selten doppelseitig vor
4) wird durch Ausbildung zentraler Nekrosen zum Komedokarzinom

4.087	4.10	Fragentyp C

Prostatakarzinome beginnen häufig periurethral,

weil

die ventrale vordere Kommissur der häufigste Entstehungsort des Prostatakarzinoms ist.

4.088	4.10	Fragentyp A

Wo sind am häufigsten Metastasen des Prostatakarzinoms lokalisiert?

A. Leber und Lunge
B. Leber und Wirbelsäule
C. Lunge und Wirbelsäule
D. Regionäre Lymphknoten und Wirbelsäule
E. Regionäre Lymphknoten und Leber

4.089	4.10	Fragentyp C

Plattenepithelkarzinome der Prostata sind selten,

weil

die Prostatakarzinome von der Außendrüse ausgehen.

4.090   4.10   Fragentyp C

Das Mikrokarzinom der Portio uteri hat - bei adäquater Therapie - hinsichtlich der 5-Jahres-Überlebensrate eine schlechtere Prognose als das Carinoma in situ,

weil

bei dem Mikrokarzinom bereits ein diskontinuierliches Wachstum in die Tiefe vorliegt.

4.091   4.10   Fragentyp A

Welche Aussage ist nicht richtig?

A. Das Portiokarzinom ist die zweithäufigste maligne Geschwulst bei der Frau.
B. Das Portiokarzinom ist die häufigste maligne Geschwulst des weiblichen Genitale.
C. Bei Frauen mit frühzeitig beginnendem Geschlechtsverkehr ist das Portiokarzinom häufiger.
D. Bei Nonnen ist das Portiokarzinom häufiger als bei der Multipara.
E. Das Plattenepithelkarzinom der Portio ist zwanzigmal häufiger als das Adenokarzinom.

4.092   4.10   Fragentyp A

Welche der folgenden Feststellungen ist für das Karzinom der Cervix uteri zutreffend?

A. Im Stadium III ist die Vorderwand des Rektum infiltriert.
B. Die Gesamthäufigkeit wird durch die Entfernung sog. Vorstufen nicht verringert.
C. Der DNA-Gehalt der Zellen entspricht beim Carcinoma in situ dem infiltrierender Karzinome.
D. Eine plumpe Vorwucherung in die Tiefe kommt beim Carcinoma in situ nicht vor.
E. Das Adenokarzinom ist etwa so häufig wie der Plattenepithelkrebs.

4.093 4.10 Fragentyp A

Welche Aussage ist richtig?

A. Die leichte Dysplasie ist irreversibel.
B. Die leichte Dysplasie ist reversibel.
C. Die leichte Dysplasie geht immer in eine schwere Dysplasie über.
D. Die schwere Dysplasie kann gelegentlich invasiv wachsen.
E. Die schwere Dysplasie hat kein gesteigertes Entartungsrisiko.

4.094 4.10 Fragentyp A

Für die chronische lymphatische Leukämie trifft zu:

A. Kurze mittlere Krankheitsdauer.
B. Die Remissionshäufigkeit ist groß.
C. Häufigstes Auftreten im 2.-3. Lebensjahrzehnt.
D. Das Knochenmark erscheint graufleckig hyperplastisch.
E. Vorwiegend intralobuläre Infiltrate in der Leber.

4.095 4.10 Fragentyp A

Welche der folgenden Feststellungen über die chronische myeloische Leukämie ist richtig?

A. Das Blutbild ist im allgemeinen ausgeprägt leukämisch.
B. Die Milz ist mäßig vergrößert.
C. In der Leber finden sich regelmäßige interlobuläre Infiltrate.
D. Die Naphthol-ASD-Azetat-Esterase-Reaktion ist häufig positiv.
E. Kinder und Jugendliche sind am häufigsten betroffen.

4.096   4.10   Fragentyp D

Eine Leukose

1) verläuft immer mit einer Zellvermehrung im strömenden Blut
2) führt bei der chronischen lymphatischen Form zu einem oft riesenhaften Milztumor
3) führt bei der akuten lymphatischen Form zu einem pyoid umgewandelten Knochenmark
4) wird häufig durch Blutungen oder Infektionen kompliziert

4.097   4.10   Fragentyp A

Die akute lymphatische Leukämie zeichnet sich aus durch

A. lange mittlere Krankheitsdauer
B. bevorzugtes Auftreten nach dem 4. Lebensjahrzehnt
C. positive Peroxydase-Reaktion
D. gering vergrößerte Milz
E. pseudotumerale Hautinfiltration

4.098   4.101
4.099   4.102
4.100   4.10   Fragentyp B

Liste 1

4.098 Chronische myeloische Leukämie

4.099 Chronische lymphatische Leukämie

4.100 Akute lymphatische Leukämie

4.101 Akute myeloische Leukämie

4.102 Monozytenleukämie

Liste 2

A. Diffus ausgebreitete Leberinfiltrate
B. Mittlere Krankheitsdauer von mindestens einigen Jahren
C. Deutlich positive α-Naphthyl-Azetat-Esterase-Reaktion

D. Häufig deutlich positive PAS-Reaktion

E. Immer negativer Ausfall der zytochemischen Reaktionen

4.103   4.10   Fragentyp C

Die lymphozytenarme Form des Morbus Hodgkin ist selten generalisiert,

weil

diese Form am häufigsten im 8. Lebensjahrzehnt auftritt.

4.104   4.10   Fragentyp C

Der Mischtyp des Morbus Hodgkin hat im allgemeinen eine schlechtere Prognose als die nodulär-sklerosierende Form,

weil

die durchschnittliche Lebenserwartung für den Mischtyp bei 2,5 Jahren liegt.

4.105
4.106   4.10   Fragentyp B

Liste 1

4.105 Nodulär-sklerosierende Form des Morbus Hodgkin

4.106 Mischtyp des Morbus Hodgkin

Liste 2

A. Häufigkeitsgipfel im 1. Lebensjahrzehnt

B. Häufigkeitsgipfel im 3. Lebensjahrzehnt

C. Häufigkeitsgipfel im 5. Lebensjahrzehnt

D. Häufigkeitsgipfel im 7. Lebensjahrzehnt

E. Annähernd gleichmäßige Altersverteilung

4.107 4.10 Fragentyp A

Für die lymphozytenreiche Form des Morbus Hodgkin trifft zu:

A. Es finden sich wenig Hodgkin- und Reed-Sternberg-Zellen.
B. Ihre Neigung zur Generalisation ist groß.
C. Sie verläuft meistens mit stärkerer Vernarbung.
D. Nekrosen des Tumorgewebes sind häufig anzutreffen.
E. Granulozyten gehören zu ihrem charakteristischen histologischen Bild.

4.108 4.10 Fragentyp D

Beim Menschen sind folgende begünstigende Faktoren für die Genese von Leukämien nachgewiesen:

1) Ionisierende Strahlen
2) Chemische Substanzen
3) Genetische Faktoren
4) Viren

5. Entzündung

5.001　　　　　　　　5.1　　　　　　　　Fragentyp C

Transudation, Transmigration und Proliferation sind für alle Kardinalsymptome der Entzündung verantwortlich,

<u>weil</u>

die Reaktion des Gefäßbindegewebes zu diesen Veränderungen führt.

5.002　5.005
5.003　5.006
5.004　　　　　　　　5.1　　　　　　　　Fragentyp B

Liste 1　　　　　　　　Liste 2

5.002 Calor

5.003 Rubor

5.004 Tumor

5.005 Dolor

5.006 Functio laesa

A. Druck auf Nerven und Reizung derselben

B. Blutfülle und Exsudat

C. Ruhigstellung

D. Hyperämie

E. Verstärkter Blutzufluß aus dem Körperinneren

5.007　　　　　　　　5.2　　　　　　　　Fragentyp A

Bei welcher der folgenden entzündlichen Erkrankungen findet sich neben der Exsudation auch regelmäßig eine Gewebsnekrose?

A. Phlegmone

B. Furunkel

C. Erysipel

D. Seröse Entzündung

E. Empyem

5.008   5.2   Fragentyp A

Für das Phänomen "Entzündung" trifft folgendes immer zu:

A. Zeitlich festzulegender Beginn
B. Verursacht durch lebende Organismen
C. Schädliche Reaktion des Organismus
D. Stoffwechselstörung mit erhöhtem Gefahrencharakter
E. Auftreten von Fieber

5.009   5.7   Fragentyp C

Die Narbenbildung ist eine Folge jeder entzündlichen Reaktion,

weil

die Proliferation des ortsständigen Gefäßbindegewebes zur Neubildung kollagener Fasern führt.

5.010   5.2   Fragentyp C

Der Begriff "chronische Entzündung" bedeutet nicht immer, daß eine proliferative Reaktion des Gefäßbindegewebes vorliegt,

weil

die Proliferation ein essentieller Bestandteil der perakuten Entzündung ist.

5.011   5.2   Fragentyp C

Der Begriff "immunologische Gewebsschädigung" bedeutet keine ätiologische Feststellung,

weil

dieser Begriff nur auf bestimmte Abwehrmechanismen hinweist.

5.012				5.2				Fragentyp D

Der Begriff "allergische Entzündung" bestimmt die Form einer Entzündung nach

1) dem zeitlichen Ablauf
2) der Lokalisation
3) dem morphologischen Bild
4) dem Reaktionstyp

5.013				5.5				Fragentyp A

Bei entzündlichen Veränderungen versteht man unter "Margination"

A. die aktive Hyperämie des umgebenden Gewebes
B. die Bildung von Thrombozytenaggregation an Endothelzellen
C. die Randstellung der Leukozyten im Blutstrom
D. die Abgrenzung der Entzündung vom gesunden Gewebe
E. degenerative Gewebsveränderungen im Randbereich der Entzündung

5.014				5.5-5.4				Fragentyp C

Bei einer Entzündung hält die erste Phase der Permeabilitätsstörung im Bereich postkapillärer Venolen nur kurze Zeit an,

weil

diese Phase u.a. durch die Einwirkung von Polypeptiden und Prostaglandinen entsteht.

5.015						5.5						Fragentyp A

Wählen Sie die Veränderung, welche die Reaktionskette "Stase - sludge - Margination" im Sinne der angesprochenen entzündlichen Teilreaktion vervollständigt:

A. Permeabilitätsstörung

B. Chemotaxis

C. Exsudation

D. Thrombose

E. Vasokonstriktion

5.016						5.5						Fragentyp D

Bei welcher oder welchen der folgenden Blutzellen ist keine chemotaktische Orientierung der extravaskulären Bewegung nachgewiesen?

1) Granulozyten

2) Lymphozyten

3) Monozyten

4) Erythrozyten

5.017 5.020
5.018 5.021
5.019 5.022				5.5						Fragentyp B

Liste 1   Liste 2

5.017 Granulozyten   A. Emperipolesis

5.018 Angioblasten   B. Proliferative Reaktion

5.019 Lymphozyten   C. Granulierende Reaktion

5.020 Monozyten   D. Diapedese

5.021 Fibroblasten   E. Pseudopodien

5.022 Erythrozyten

5.023	5.3	Fragentyp D

Für die Ausfällung von Fibrin bei Entzündungen trifft zu:

1) Sie ist ein wichtiger Faktor bei Streptokokkeninfektionen.
2) Die lymphogene Ausbreitung kann durch sie blockiert werden.
3) Sie fördert die Ausbreitung der Bakterien in den serösen Höhlen.
4) Sie ist im Bereich von Verbrennungen wenig ausgeprägt.

5.024	5.4	Fragentyp D

Zu den entzündungsfördernden Faktoren gehört oder gehören:

1) Streptokinase
2) Depolymerisation
3) Hydrolyse
4) Koagulation

5.025	5.3	Fragentyp D

Als Folge eines Leberabszesses kann ein Lungenabszeß auf folgendem Weg (oder Wegen) entstehen:

1) Per contiguitatem
2) Kanalikulär
3) Hämatogen
4) Neurogen

5.026   5.4   Fragentyp A

Die Wirksamkeit des Bradykinins beruht auf

A. der Bildung aktiver Kinine
B. direktem Einfluß auf die Gefäße
C. Aktivierung des Kallikreinsystems
D. Depolymerisierung von Grundsubstanz
E. der Förderung der Fibrinausfällung

5.027   5.5   Fragentyp C

Die ischämische Initialreaktion einer Entzündung ist eine vorwiegend neurogen gesteuerte Erscheinung,

weil

diese Reaktion nicht immer zu beobachten ist.

5.028   5.6   Fragentyp D

Bei der Diphtherie kann beobachtet werden:

1) Eine nekrotisierende Entzündung
2) Eine nichtnekrotisierende Entzündung
3) Eine allgemeine toxische Reaktion
4) Eine Septikopyämie

5.029   5.032   5.035
5.030   5.033
5.031   5.034   5.6   Fragentyp B

Liste 1   Liste 2

5.029 Diphtherie   A. Seröse Entzündung
5.030 Urämische Serositis   B. Fibrinöse Ent-
                                    zündung
5.031 Erysipel
                                 C. Phlegmone
5.032 Furunkel
                                 D. Abszeßbildung
5.033 Cholera asiatica
                                 E. Empyem
5.034 Amyloidose

5.035 Serositis bei Kollagenosen

5.036　　　　　　　　5.6　　　　　　　　Fragentyp D

Bei welcher oder welchen der folgenden Erkrankungen kann - primär oder sekundär - eine fibrinöse Entzündung entstehen?

1) Diphtherie
2) Urämie
3) Rheumatisches Fieber
4) Myokardinfarkt

5.037　　　　　　　　5.6-5.7　　　　　　　Fragentyp A

Welcher der folgenden Begriffe paßt nicht zu einer proliferativen Entzündung?

A. Reparative Reaktion
B. Reparativ-organisatorische Reaktion
C. Akute automatisierte Entzündung
D. Fortschreitende entzündliche Schübe
E. Lyse von Interzellularsubstanzen

5.038　　　　　　　　5.7　　　　　　　　Fragentyp C

Durch die Abstoßung einer auf die innere Schleimhaut begrenzten Nekrose entsteht ein Ulkus,

weil

diese Abstoßung auf einer mangelhaften zellulären Abwehrfähigkeit beruht.

5.039   5.6   Fragentyp A

Die eitrig-phlegmonöse Entzündung zeichnet sich aus durch:

A. lokalisierte Gewebsnekrose
B. diffuse Infiltration
C. langsame Ausbreitung
D. reichliche Fibrinausfällung
E. Ausbildung von Granulationsgewebe

5.040   5.7   Fragentyp C

Auch bei der Restitutio ad integrum wird eine Narbenbildung beobachtet,

weil

das geschädigte Gewebe bei der Resorption durch die Aktivität der Bindegewebszellen verfestigt wird.

5.041   5.7   Fragentyp A

Für die Narbenbildung trifft zu:

A. Funktionelle Gleichwertigkeit
B. Lediglich nachteilige Folge einer Nekrose
C. Kann zu funktionellen Ausfällen führen
D. Wird durch Röntgenstrahlen gefördert
E. Wird durch Vitamin-C-Mangel vollständig gehemmt

5.042   5.8   Fragentyp D

Die reaktive, nichtblastomatöse Neubildung eines kapillar- und zellreichen Gewebes kann beobachtet werden bei

1) einem Myokardinfarkt
2) einer Steißbeinfistel
3) einem Ulcus duodeni
4) einem Furunkel

5.043　　　　　　　5.9　　　　　　　Fragentyp A

Bei welcher der folgenden Erkrankungen ist eine sog. spezifische Entzündung nachweisbar?

A. Lobärpneumonie
B. Diphtherie des Kehlkopfes
C. Rheumatische Myokarditis
D. Urämische Perikarditis
E. Viruspneumonie

5.044　5.047　5.050
5.045　5.048
5.046　5.049　　　　　5.6-5.9　　　　　Fragentyp B

Liste 1

5.044 Arthus-Phänomen
5.045 Agranulozytose
5.046 Rheumatoide Arthritis
5.047 Lungengangrän
5.048 Grippe
5.049 Fremdkörperreaktion
5.050 Slow-virus-Infektion

Liste 2

A. Hämorrhagische Entzündung
B. Fauliger Gewebszerfall
C. Vorwiegend nekrotisierende Entzündung
D. Primär chronische Entzündung
E. Granulomatöse Entzündung mit Riesenzellen

5.051   5.054   5.057
5.052   5.055   5.058
5.053   5.056   5.9   Fragentyp B

Liste 1   Liste 2

5.051 Rheumatische Myokarditis   A. Sarkoidose-Granulom
5.052 Pseudotuberkulose   B. Tuberkulose-Granulom
5.053 Lymphogranuloma inguinale   C. Bangsches Granulom
5.054 Morbus Crohn   D. Aschoff-Geipelsches
5.055 Syphilis   Knötchen
5.056 Rheumatoide Arthritis   E. Retikulär-abszedie-
                                     rende Entzündung
5.057 Histoplasmose
5.058 Granuloma anulare

5.059   5.9   Fragentyp A

Welche feingewebliche Veränderung findet sich charakteristischerweise bei einem Rheumaknoten?

A. Käsige Nekrose mit histiozytärer Umrandung
B. Sternförmige Nekrose mit Granulozytenmassen
C. Fibrinoide Nekrose mit Histiozytenwall
D. Nekrotisierende Arteriitis mit regionaler Infarktnekrose
E. Kristallanhäufung mit Fremdkörperriesenzellen

5.060   5.9   Fragentyp D

Eine granulomatös-riesenzellige Reaktion kann bewirkt werden durch

1) Mycobacterium tuberculosis
2) körpereigenes kristallines Cholesterin
3) Talkum
4) Antigen-Antikörper-Reaktion

5.061　　　　　　　　5.10　　　　　　　Fragentyp A

Die häufigsten Erreger der common cold disease sind

A. Coxsackie-A-Viren
B. Coxsackie-B-Viren
C. Parainfluenza-Viren
D. Rhino-Viren
E. Respiratory-Syncytial-Viren

5.062　　　　　　　　5.10　　　　　　　Fragentyp C

Die common cold disease ist eine auf Nase und Rachen beschränkte Erkrankung,

weil

der Organotropismus der Erreger diesen Gegenden entspricht.

5.063　　　　　　　　5.10　　　　　　　Fragentyp D

Welche der folgenden Veränderungen werden bei der common cold disease beschrieben?

1) Hyperämie der Schleimhaut
2) Exsudatives Schleimhautödem
3) Epitheldesquamation
4) Epithelnekrosen

5.064　　　　　　　　5.10　　　　　　　Fragentyp C

Die Virus-Grippe wird von verschiedenen Typen des Influenza-Virus verursacht,

weil

der infektiöse Anteil dieser Myxoviren aus RNA besteht.

5.065   5.10   Fragentyp D

Für die Virus-Grippe trifft zu:

1) Überwiegende Verbreitung durch Inhalation von virushaltigem Staub.
2) Die leichte Verlaufsform ist selten.
3) Alle Influenza-Viren haben ein gemeinsames Antigen.
4) Die Viren wirken durch ihre Ansiedlung in Epithelzellen.

5.066   5.10   Fragentyp A

Welche der folgenden Entzündungsformen würden Sie am ehesten einer reinen Virus-Grippe zuordnen?

A. Eitrig
B. Hämorrhagisch
C. Proliferativ
D. Granulierend
E. Granulomatös

5.067   5.070
5.068   5.071
5.069   5.10   Fragentyp B

Liste 1

5.067 Hämorrhagisches Lungenödem bei Grippe
5.068 Hämorrhagische Lungennekrosen bei Grippepneumonie
5.069 Interstitielle Pneumonie bei Grippe
5.070 Lungengangrän bei Grippepneumonie
5.071 Bakteriell mischinfizierte Pneumonie bei Grippe

Liste 2

A. DNA-Viren
B. Perakute Grippeinfektion
C. Subakute Grippeinfektion
D. Häufigste Form des Lungenbefalls bei Grippe
E. Komplikation der Grippepneumonie

5.072 5.11 Fragentyp C

Der Verlauf der Virushepatitis A ist meist mild,

weil

dieser Typ der Virushepatitis eine relativ kurze Inkubationszeit hat.

5.073 5.11 Fragentyp D

Welche der folgenden Leberveränderungen passen im allgemeinen nicht zu einer chronisch-persistierenden Virushepatitis?

1) Entzündliche Reaktion innerhalb der Läppchen
2) Disseminierte eosinophile Einzelzellnekrosen
3) Disseminierte sog. Mottenfraßnekrosen
4) Entzündliche Veränderungen der Portalfelder

5.074 5.11 Fragentyp C

Bei der chronisch-aggressiven Hepatitis ist ein Verlauf zur klinisch-funktionellen Ausheilung nicht möglich,

weil

sich diese Verlaufsform der Hepatitis u.a. durch Parenchymnekrosen und dichte entzündlich-zellige periportale Infiltrate auszeichnet.

5.075 5.11 Fragentyp D

Bei welcher Verlaufsform der Virushepatitis ist eine wiederholte histologische Befundung nicht nur für eine eventuelle Verlaufskontrolle, sondern auch für eine Sicherung der Diagnose notwendig?

1) Akute Entzündung
2) Chronisch-persistierende Entzündung
3) Chronisch-aggressive Entzündung
4) Cholestatische Form

5.076					5.11					Fragentyp C

Im Verlauf einer Hepatitis kann man in der Leber sog. epitheliale Riesenzellen beobachten,

weil

die Hepatitisviren einen direkten Mitosereiz auf die Leberzellen ausüben.

5.077					5.12					Fragentyp A

Eine Appendizitis entsteht am häufigsten

A. hämatogen bei Bakteriämie
B. hämatogen bei Sepsis
C. hämatogen bei Septikopyämie
D. lymphogen
E. enterogen

5.078					5.12					Fragentyp D

Als mögliche Folge oder Folgen einer akuten Appendizitis beobachten wir eine (ein)

1) partielle narbige Obliteration
2) Narbenneurom
3) chronische Appendizitis
4) Hydrops

5.079					5.12					Fragentyp C

Der perityphlitische Abszeß entsteht gewöhnlich nach einer diffusen Peritonitis,

weil

diese Komplikation auf die Einwirkung anaerober Bakterien zurückzuführen ist.

5.080   5.12   Fragentyp D

Der appendizitische Primäreffekt besteht aus (einer)

1) diffusen, interstitiellen Leukozytose
2) Herdnekrose der Schleimhaut
3) Exulzerationen
4) Fibrin und Granulozyten

5.081   5.12   Fragentyp A

Welche der folgenden Formen einer Appendizitis führt besonders leicht zu einer diffusen Peritonitis?

A. Ulzeröse Appendizitis
B. Phlegmenöse Appendizitis
C. Abszedierende Appendizitis
D. Chronische Appendizitis mit Hydrops
E. Chronische Appendizitis mit Mukozele

5.082   5.12   Fragentyp C

Ein Pseudomyxoma peritonei kann durch Verschleppung von nichtblastomatösen Epithelzellen und Schleimmassen entstehen,

weil

es bei einer appendikulären Mukozele zur Wandruptur kommen kann.

5.083   5.13   Fragentyp C

Im Falle der Colitis ulcerosa gravis bestehen Anhaltspunkte für das Vorliegen einer Autoimmunkrankheit,

weil

die Erkrankung als Folge der antigenen Wirkung ortsständiger Bakterien entsteht.

5.084　　　　　　　　5.13　　　　　　　　Fragentyp D

Folgende Merkmale passen zu einer Colitis ulcerosa gravis:

1) Mikroabszesse der Schleimhaut
2) Zellinfiltrate mit reichlich eosinophilen Granulozyten
3) Unterschiedlich tief reichende Exulzerationen
4) Relativ häufige, karzinomatöse Entartung

5.085　　　　　　　　5.13　　　　　　　　Fragentyp A

Für die Colitis ulcerosa trifft zu:

A. Häufigster Beginn am Zäkum und Colon ascendens
B. Geringe Rezidivneigung
C. Mögliches schubweises Auftreten
D. Gehäuftes Auftreten im 2. Lebensjahrzehnt
E. Bessere Prognose beim Auftreten im Kindesalter

5.086　　　　　　　　5.14　　　　　　　　Fragentyp C

Eine Angina tonsillaris wird am häufigsten durch α- und β-hämolysierende Streptokokken verursacht,

weil

diese Bakterien zu generalisierten Veränderungen im Organismus führen können.

5.087　　　　　　　　5.14　　　　　　　　Fragentyp D

Eine Streptokokkenangina vermag infolge einer oder mehrerer der aufgeführten Komplikationen zu einem septischen Zustand zu führen:

1) Paratonsillarphlegmone
2) Akute exsudative Glomerulonephritis
3) Endocarditis ulcerosa
4) Endocarditis verrucosa

5.088	5.091		
5.089	5.092	5.14	
5.090		5.18	Fragentyp B

Liste 1

5.088 Immunkomplex-Nephritis

5.089 Löhleinsche Herdnephritis

5.090 Endocarditis lenta

5.091 Endocarditis verrucosa rheumatica

5.092 Typhobazillose Landouzy

Liste 2

A. Influenzavirus Typ A

B. α-hämolysierender Streptococcus

C. β-hämolysierender Streptococcus

D. Salmonella typhi

E. Mycobacterium tuberculosis

5.093	5.15	Fragentyp A

Folgendes Merkmal paßt nicht zu einer Lobärpneumonie:

A. Stadienhafter Ablauf der entzündlichen Reaktion

B. Schleichender Beginn der Erkrankung

C. Hyperergische Reaktion des Organismus

D. Entwicklung einer Pneumonia apostematosa durch Abszedierung

E. Regelmäßige Entwicklung einer Begleitpleuritis

5.094	5.15	Fragentyp C

Zur Karnifikation kommt es bei einer Lobärpneumonie infolge fehlender Exsudatlyse,

weil

ein enzymatischer oder absoluter Mangel an Leukozyten vorliegen kann.

5.095   5.15   Fragentyp D

Charakteristischerweise besteht das Exsudat im Verlauf einer Lobärpneumonie aus reichlich

1) Fibrin
2) Erythrozyten
3) Granulozyten
4) Plasmazellen

5.096   5.15   Fragentyp C

Die Lobärpneumonie wird am häufigsten durch Pneumokokken vom Typ I und II verursacht,

weil

die Virulenz dieser Keime vorwiegend von ihrer Kapsel bestimmt wird.

5.097   5.15   Fragentyp A

Eine granulierte Schnittfläche mit fibrin- und granulozytenreichem Exsudat entspricht im Verlauf einer Lobärpneumonie dem Stadium der

A. Anschoppung
B. roten Hepatisation
C. grauen Hepatisation
D. Lyse
E. Karnifikation

5.098 5.101   5.15
5.099   5.16
5.100   5.18   Fragentyp B

Liste 1

5.098 Vorwiegend intraalveoläre Lungenentzündung
5.099 Vorwiegend interstitielle Lungenentzündung
5.100 Vorwiegend abszedierende Lungenentzündung
5.101 Häufig produktive Lungenentzündung

Liste 2

A. Streptokokken
B. Clostridium histolyticum
C. Mycobacterium tuberculosis
D. Pneumokokken
E. Staphylokokken

5.102　　　　　　　　5.16　　　　　　　　Fragentyp A

Für eine Bronchopneumonie trifft folgendes Merkmal im allgemeinen nicht zu:

A. Meist vorwiegender Befall der Unterlappen
B. Mögliche lappenfüllende Lungenentzündung
C. Herdförmige Ausbreitung
D. Gleichartiges Exsudat in den verschiedenen Herden
E. Fibrinarmes Exsudat bei Streptokokken-Ätiologie

5.103　　　　　　　　5.16　　　　　　　　Fragentyp C

Die Bronchopneumonie entspricht dem Typ einer kanalikulär-aszendierenden Entzündung,

weil

sich die Entzündung von den Luftröhren ausgehend sowohl alveolär als auch interstitiell ausbreiten kann.

5.104	5.107	5.110		
5.105	5.108			
5.106	5.109		5.17	Fragentyp B

Liste 1   Liste 2

5.104 Fibrinreiche eitrige Meningitis   A. Virus

5.105 Endotoxinschock   B. Mycobacterium
                                                tuberculosis
5.106 Lymphozytäre Meningitis

5.107 Primär proliferative Entzündung   C. Cysticercus

5.108 Spezifische Meningoenzephalitis   D. Meningococcus

5.109 Grünlicher Eiter   E. Pneumococcus

5.110 Dünnflüssiger Eiter

5.111	5.18	Fragentyp C

Die menschliche Tuberkulose wird heute am häufigsten durch das Mycobacterium bovis verursacht,

weil

das Mycobacterium tuberculosis (Typus humanus) hauptsächlich die Darm- und Mesenteriallymphknoten-Tuberkulose verursacht.

5.112	5.18	Fragentyp A

Für die Tuberkelbakterien trifft nicht zu:

A. Sie bestehen aus Lipiden, Proteinen und Polysacchariden.
B. Sie bestehen vorwiegend aus Eiweißsubstanzen.
C. Wachsbestandteile werden mit ihrer Virulenz korreliert.
D. Phosphorhaltige Lipide erzeugen die spezifische Gewebsreaktion.
E. Die Fraktion "Tuberkulin" ist kein Vollantigen.

5.113   5.18   Fragentyp A

Epitheloidzellen eines Tuberkels entstehen aus

A. Epithelzellen und Lymphozyten
B. Endo- und Epithelzellen
C. Histiozyten und Monozyten
D. Granulozyten und Lymphozyten
E. Lymphozyten und Plasmazellen

5.114   5.18   Fragentyp D

Im Verlauf einer Tuberkulose ist eine Restitutio ad integrum unter Umständen möglich bei einer

1) Organphtise
2) produktiven Entzündungsform
3) Kavernenbildung
4) exsudativen Entzündungsform

5.115   5.18   Fragentyp C

Exsudative und produktive Entzündung laufen bei der Tuberkulose im allgemeinen nebeneinander ab,

weil

beide Entzündungsformen durch Bestandteile der Tuberkelbakterien verursacht werden und eine Beziehung zur jeweiligen Resistenzlage des Organismus haben.

5.116   5.18   Fragentyp D

Die Entleerung verflüssigter tuberkulöser Käsemassen kann führen zur Ausbildung

1) von Kavernen
2) einer käsigen Pneumonie
3) von Fisteln
4) eines Tuberkuloms

5.117   5.18   Fragentyp C

Die BCG-Impfung kann bei allen Tuberkulin-negativen Personen ohne Risiko durchgeführt werden,

weil

durch diese Impfung eine künstliche Primärinfektions-Tuberkulose ausgelöst wird.

5.118   5.18   Fragentyp D

Ein negativer Ausfall der Tuberkulin-Reaktion kann auf einem oder mehreren der folgenden Umstände beruhen:

1) Fehlende relative Immunität nach abgelaufener Tuberkulose
2) Gleichzeitig bestehender Morbus Hodgkin
3) Fehlender früherer Kontakt mit Mycobacterium tuberculosis
4) Angeborene Resistenz gegen Tuberkulose

5.119 5.122 5.125
5.120 5.123
5.121 5.124   5.18   Fragentyp B

Liste 1   Liste 2

5.119 Simonsche Spitzenmetastase   A. Primärkomplex
5.120 Typhobazillose Landouzy   B. Frühgeneralisation
5.121 Spina ventosa   C. Generalisation ohne Abwehr
5.122 Ghonscher Herd
5.123 Mörtelniere   D. Organphtise
5.124 Aschoff-Puhlscher Herd   E. Spätgeneralisation
5.125 Infraklavikuläres Frühinfiltrat

5.126   5.18   Fragentyp D

Für die Miliartuberkulose gelten folgende Merkmale:

1) Mögliche Entstehung bei Frühgeneralisation
2) Mögliche Entstehung bei Spätgeneralisation
3) Auftreten der Herde in der Umgebung kleiner Gefäße
4) Nicht-über-hirsekorngroße Herde

5.127   5.18   Fragentyp D

Die perakute Miliartuberkulose Landouzy zeichnet sich aus durch (eine)

1) mögliche erworbene Abwehrschwäche
2) mögliche genetische Abwehrschwäche
3) geringe oder fehlende Zellinfiltrate
4) sehr rasche Resistenzbildung

5.128   5.18   Fragentyp A

Welcher der folgenden Begriffe gehört nicht ausschließlich zur Postprimärperiode einer Tuberkulose?

A. Endogene Reinfektion

B. Exogene Reinfektion

C. Tuberkulöse Superinfektion

D. Generalisierte Miliartuberkulose

E. Nephrogene Generalisation

5.129   5.18   Fragentyp C

Bei der postprimären Tuberkulose sind die regionären Lymphknoten selten betroffen,

weil

häufig noch eine relative Immunität besteht.

5.130 5.19 Fragentyp A

Welche der folgenden Beschreibungen paßt am besten zu dem Begriff "Sepsis"?

A. Vorübergehende Anwesenheit von Bakterien im Blut
B. Bakterien im Blut mit Absiedlung in andere Organe
C. Im Blut zirkulierende bakterielle Toxine
D. Im Blut zirkulierende Bakterien und ihre Toxine
E. Bakterielle Entzündung in Lymphgefäßen und Lymphknoten

5.131 5.19 Fragentyp D

Welche der folgenden morphologischen Veränderungen kann man als direkte Folge einer Septikopyämie beobachten?

1) Disseminierte intravasale Gerinnung
2) Abszesse in mehreren Organen
3) Hyperämie und Ödem der parenchymatösen Organe
4) Ausgeprägte Schwellung der Milz

5.132 5.19 Fragentyp C

Im Verlaufe einer reinen Pyämie kommt es nicht zu Funktionsstörungen der Organe,

weil

bei der reinen Pyämie die toxischen Allgemeinveränderungen eine relativ geringe Rolle spielen.

5.133 5.20 Fragentyp D

An welchem oder welchen der folgenden Organe können bei einem akuten rheumatischen Fieber Veränderungen gefunden werden, die direkt auf diese Erkrankung zurückzuführen sind?

1) An allen serösen Häuten
2) An Gelenken
3) Am Gehirn
4) Am gesamten Herzen

5.134   5.20   Fragentyp D

Aschoff-Geipelsche Knötchen findet man

1) in den Lungenspitzen
2) in allen rheumatischen Narben
3) in tuberkulösem Granulationsgewebe
4) fast ausschließlich im Myokard

5.135   5.20   Fragentyp C

Neben Antigen-Antikörper-Reaktionen spielen auch Toxine und Enzyme eine essentielle Rolle bei der Entwicklung des rheumatischen Fiebers,

weil

sich die schädigenden Reaktionen zunächst hauptsächlich an den Zellmembranen vollziehen.

5.136   5.20   Fragentyp A

Zur rheumatischen Perikarditis gehört

A. im allgemeinen die Restitutio ad integrum
B. eine serofibrinöse Entzündung
C. das Auftreten tuberkuloider Granulome
D. eine fibrinös-purulente Entzündung
E. der unterlagernde Myokardabszeß

5.137   5.19   Fragentyp A

Folgende Feststellung trifft für die Candidiasis im allgemeinen nicht zu:

A. Candida albicans ist der häufigste Erreger.
B. Erkrankung bei normaler Resistenzlage des Organismus.
C. Bevorzugte Ausbreitung auf Schleimhäuten.
D. Die Entwicklung einer Candida-Sepsis ist möglich.
E. Hämatogen-metastatische Organherde können entstehen.

5.138   5.19   Fragentyp C

Im Bereich der Schleimhäute bilden sich bei einer Soormykose fest haftende Beläge,

weil

die septierten Hyphen senkrecht in das Epithel einwachsen.

5.139   5.19   Fragentyp A

Welche der folgenden Feststellungen ist falsch?

A. Unter "rheumatoider Arthritis", "primär chronischer Arthritis" und "chronischer Arthritis" versteht man dieselbe Erkrankung.
B. Candida albicans kommt beim Menschen saprophytisch vor.
C. Bei der Sepsis lenta werden am häufigsten verschiedene Typen von Staphylokokken als Erreger isoliert.
D. Narbige Lungenspitzenherde können als Ausdruck einer abgelaufenen tuberkulösen Frühgeneralisation entstehen.
E. Bei der primär chronischen Polyarthritis können große Rheumaknoten am Herzen auftreten.

6. Immunpathologie

6.001   6.1   Fragentyp C

Der Begriff "Allergie" bedeutet ursprünglich eine Verminderung der Reaktionsbereitschaft des Organismus,

weil

bei der veränderten Reaktivität Krankheitssymptome ausbleiben können.

6.002   6.1   Fragentyp A

Für die Immuntoleranz trifft zu:

A. Spezifische Nicht-Reaktivität
B. Suppression der allgemeinen Immunreaktion
C. Kurzfristiger Antigenkontakt bei Toleranzinduktion
D. Angeborene Störung des Immunsystems
E. Die Autotoleranz ist wahrscheinlich genetisch festgelegt

6.003   6.1   Fragentyp D

Für die Entwicklung der perakuten Abstoßungsreaktion einer transplantierten Niere stehen im Vordergrund:

1) Vaskuläre Veränderungen
2) Phänomene der Immuntoleranz
3) Phänomene der Immunsuppression
4) Präformierte Antikörper

6.004   6.1   Fragentyp A

"Frühantikörper" der humoralen Immunreaktion gehören zu den Immunglobulinen der Klasse

A. IgA
B. IgD
C. IgE
D. IgG
E. IgM

6.005   6.1   Fragentyp C

Antikörper der IgG-Klasse spielen bei der Abwehr bakterieller Toxine eine wichtige Rolle,

weil

diese Antikörper früher als die IgM-Antikörper auftreten.

6.006   6.1   Fragentyp D

IgA-Immunglobuline sind in folgenden Abschnitten des menschlichen Organismus nachzuweisen:

1) Im Serum
2) In gastrointestinalen Schleimhäuten
3) In exokrinen Drüsen
4) In respiratorischen Schleimhäuten

6.007   6.1   Fragentyp C

Haptene sind vollständige Antigene,

weil

die Haptene eine spezifische Bindung mit Antikörpern eingehen können.

6.008 6.010
6.009 6.011   6.1   Fragentyp B

Liste 1   Liste 2

6.008 Immunreaktion   A. Immunglobuline der B-Klasse
      vom Soforttyp   B. T-Lymphozyten
6.009 Immunreaktion
      vom Spättyp   C. Verstärkte Sekundärantwort
6.010 Antigen-Sensi-   D. Humorale Antikörper
      bilisierung   E. Nicht-Reaktivität
6.011 Immuntoleranz

6.012   6.1   Fragentyp C

Die Tuberkulin-Reaktion ist eine Reaktion vom Soforttyp,

weil

sie mittels Lymphozytenübertragung von einem bereits
mit Tuberkelbakterien in Berührung gewesenen Organismus auf einen anderen übertragen werden kann.

6.013   6.1   Fragentyp C

Die Antigen-Antikörper-Reaktion kann zu einer Zell-
agglutination führen,

weil

durch eine Antigen-Antikörper-Reaktion eine Zellauflö-
sung bewirkt werden kann.

6.014   6.1   Fragentyp D

Welche der folgenden Mechanismen haben eine Beziehung
zur zellulären Immunreaktion?

1) Aktivierung von T-Lymphozyten

2) Hemmung der Phagozytosefähigkeit von Makrophagen

3) Synthese zytotoxischer Faktoren

4) Bildung humoraler Immunglobuline

6.015   6.1   Fragentyp C

Die B-Lymphozyten vermitteln die humorale Immunreaktion,

weil

für diese Reaktion häufig die Mitwirkung jener Lymphozyten erforderlich ist, welche keine humoralen Antikörper sezernieren.

6.016   6.1   Fragentyp D

Die Phase der Auslösung eines anaphylaktischen Schocks zeichnet sich aus durch

1) Komplementverbrauch
2) Plasmakinin-Aktivierung
3) Histamin-Freisetzung
4) lösliche Antigen-Antikörper-Komplexe im Blut

6.017   6.1   Fragentyp D

Zum morphologischen Bild des anaphylaktischen Schocks gehört

1) Blutleere der kapillären Strombahn
2) Vasodilatation der pulmonalen Arteriolen
3) dichte Granulierung der Mastzellen
4) Vasokonstriktion der Arteriolen des großen Kreislaufs

6.018   6.1   Fragentyp D

Zu den verzögert eintretenden Immunreaktionen vom Soforttyp gehört oder gehören

1) das Asthma bronchiale
2) die Serumkrankheit
3) der anaphylaktische Schock
4) das Arthus-Phänomen

6.019 6.1 Fragentyp C

Eine sog. atopische Immunreaktion beruht auf der Wirksamkeit von Serum- und Gewebsreaginen,

weil

die Verbindung der Immunglobuline der E-Klasse mit entsprechenden Allergenen eine lokalisierte Sofortreaktion auslöst.

6.020 6.1 Fragentyp C

Bei der anaphylaktischen Reaktion kommt es zu einem schweren Schock,

weil

bei dieser Reaktion überhaupt keine immunologischen Vorgänge im Organismus ablaufen.

6.021 6.024
6.022 6.025
6.023 6.026 6.1 Fragentyp B

Liste 1   Liste 2

6.021 Tuberkulin-Reaktion   A. Immunreaktion Typ I
6.022 Akutes rheumatisches   B. Immunreaktion Typ II
      Fieber   C. Immunreaktion Typ III
6.023 Asthma bronchiale   D. Immunreaktion Typ IV
6.024 Arthus-Phänomen   E. Immunreaktion Typ V
6.025 Transplantatabstoßung
6.026 Transfusionsreaktion

6.027		6.1		Fragentyp D

Beim Asthma bronchiale findet sich charakteristischerweise eine (ein)

1) vermehrte Produktion von zähem Schleim
2) Exsudation von eosinophilen Granulozyten
3) Hypertrophie der glatten Muskulatur der Bronchien
4) chronisches Cor pulmonale

6.028		6.1		Fragentyp C

Zum sog. Asthma-Apparat gehören fast alle anatomischen Komponenten der Bronchien,

weil

das Asthma cardiale nicht auf einer Histaminfreisetzung beruht.

6.029		6.1		Fragentyp A

Die häufigste Manifestation des Morbus haemolyticus neonatorum ist nach der Anämie folgende Veränderung:

A. Serumbilirubinspiegel über 15mg%
B. Generalisierter Hydrops
C. Kernikterus
D. Antikörper vom IgA-Typ im Neugeborenenblut
E. Mehr direktes als indirektes Bilirubin im Serum

6.030		6.1		Fragentyp D

Charakteristisch für die Serumkrankheit ist oder sind

1) eine fehlende Komplementaktivierung
2) die immunologische Spätreaktion
3) Immunreaktionen vom Typ II
4) humorale Antigen-Antikörper-Komplexe

6.031   6.1   Fragentyp C

Eine Serumkrankheit wird nach einer Sensibilisierungsphase von einigen Tagen ausgelöst,

weil

das entsprechende Antigen noch nach diesem Zeitraum für die Immunreaktion verfügbar ist.

6.032   6.1   Fragentyp D

Die postinfektiöse akute Immunkomplex-Nephritis zeichnet sich durch folgende Veränderungen im Bereich der Glomeruli aus:

1) Vermehrung von Mesangiumzellen
2) Leukozyteninfiltration
3) Vermehrung von Endothelzellen
4) Immunkomplexablagerungen an der Innenseite der Basalmembran

6.033   6.1   Fragentyp A

Welches der folgenden Merkmale trifft für das Arthus-Phänomen nicht zu?

A. Ausbildung von Mikrothrombosen

B. Leukozytenexsudation

C. Subendotheliale Ablagerung von Antigen-Antikörper-Komplexen

D. Generalisierte Ablagerung von Immunkomplexen an Basalmembranen

E. Lokalisierte Sofortreaktion mit Komplementaktivierung und Nekrose

6.034   6.1   Fragentyp C

Das Arthus-Phänomen besteht in einer generalisierten Immunreaktion,

weil

es bei dieser Reaktion zur Ausbildung humoraler Antigen-Antikörper-Komplexe ohne Komplementaktivierung kommt.

6.035   6.1   Fragentyp A

Verantwortlich für die Auslösung einer immunologischen Spätreaktion sind vorwiegend

A. T-Lymphozyten
B. B-Lymphozyten
C. Monozyten
D. Histiozyten
E. Granulozyten

6.036   6.1   Fragentyp C

Bei Isotransplantaten ist keine Abstoßungsreaktion zu erkennen,

weil

in diesem Fall eine Immuntoleranz vorliegt.

6.037   6.1   Fragentyp D

Bei einer Transplantation unterscheidet sich eine "first set rejection" von einer "second set rejection" durch

1) die vorausgegangene Sensibilisierung
2) den Typ der entzündlich-zelligen Infiltration
3) eine schnellere und stärkere Reaktion bei der second set rejection
4) die fehlende Nekrose bei der first set rejection

6.038 6.1 Fragentyp C

Zu einer "graft-versus-host-reaction" kann es bei der Transplantation eines immunologisch unreifen Gewebes kommen,

<u>weil</u>

bei dieser Reaktion wirtseigene Zellen zerstört werden.

6.039 6.1 Fragentyp D

Gegen körpereigene Zellen gerichtete Immunreaktionen werden beobachtet bei

1) der Abstoßung von Isotransplantaten
2) einer "graft-versus-host-reaction"
3) der postinfektiösen exsudativ-proliferativen Glomerulonephritis
4) Autoimmunkrankheiten

6.040 6.1 Fragentyp D

Bei einer sog. Autoimmunkrankheit kann beobachtet werden:

1) Bildung humoraler Antikörper
2) Reaktion gegen körpereigene Zellen
3) Reaktion gegen Abbauprodukte körpereigener Zellen
4) Bildung zellständiger Antikörper

6.041   6.1   Fragentyp D

Im Rahmen der Immunpathologie ist folgendes zutreffend:

1) Eine Insuffizienz des Immunsystems erhöht das Tumorrisiko.
2) Sog. onkofetale Antigene sind im normalen fetalen Organismus nachweisbar.
3) Der Antigentyp der Immunglobuline wird von den L-Ketten bestimmt.
4) Bei Autotransplantaten entsteht häufig eine verzögerte Abstoßungsreaktion.

6.042   6.1   Fragentyp D

Welche Aussage(n) ist (sind) richtig?

1) Das Asthma bronchiale ist eine allergische Reaktion vom Spättyp.
2) Beim Asthma bronchiale kommt es zur Ausbildung von Antigen-Antikörper-Komplexen in der Bronchialwand.
3) Das Asthma bronchiale ist die Folge einer zellulären Immunreaktion gegen unterschiedliche Allergene.
4) Das Asthma bronchiale ist eine allergische Reaktion vom Soforttyp.

6.043   6.1   Fragentyp A

Welche histologischen Veränderungen sind beim Asthma bronchiale nicht zu finden?

A. Verstärkte Becherzellbildung in den Bronchialepithelien
B. Hypertrophie der Bronchialringmuskulatur
C. Plasmazelluläre Infiltrate
D. Infiltration mit eosinophilen Leukozyten
E. Verdickung der Basalmembran

6.044   6.1   Fragentyp C

Beim Asthma bronchiale tritt häufig eine Linksherzinsuffizienz auf,

weil

es im Status asthmaticus zu einem akuten Lungenemphysem und einer Drucksteigerung im kleinen Kreislauf kommt.

6.045   6.1   Fragentyp A

Welcher Faktor ist für die Dyspnoe beim Asthma bronchiale nicht verantwortlich?

A. Konstriktion der Bronchiolen
B. Visköse Schleimmassen in den Bronchiallichtungen
C. Intrathorakale Drucksteigerung
D. Eosinophile Infiltration der Bronchialwand
E. Erhöhter inspiratorischer Tonus der Atemmuskulatur

6.046   6.1   Fragentyp D

Die Entstehung einer Autoaggressionskrankheit ist möglich als Folge

1) von Virusinfekten
2) von Traumen
3) des Auftretens abnormer immunkompetenter Zellen
4) der Sequestration von Antigenen in Lymphbahnen

6.047   6.1   Fragentyp D

Zu den primären reinen Defekten des zellulären Immunsystems gehört oder gehören

1) die Agammaglobulinämie
2) Immundefekte beim Plasmozytom
3) die Defektimmunopathie vom "Schweizer Typ"
4) die Thymusaplasie

6.048	6.1	Fragentyp A

Für das Plasmozytom trifft folgendes nicht zu:

A. Kompaktes Knochengewebe wird von dem Tumor zerstört.
B. Die Rippen sind häufig vom Tumorgewebe befallen.
C. Das Bence-Jones-Protein besteht aus Immunglobulinanteilen.
D. Tubulusdilatation, interstitielle Entzündung und Riesenzellen gehören zu den sekundären Nierenveränderungen.
E. Die häufige sekundäre Amyloidose ist vom Periretikulinfasertyp.

6.049	6.1	Fragentyp C

Das Plasmozytom geht mit einer Bildung monoklonaler Immunglobuline einher,

weil

beim Plasmozytom am häufigsten die überschießende Produktion von IgG beobachtet wird.

7. Wichtige Erkrankungen der Kreislauforgane

7.001 7.1 Fragentyp D

Zu welchen Veränderungen kommt es im Rahmen der physiologischen Alterung der Aorta?

1) Abnahme der glatten Muskulatur
2) Abnahme des elastischen Gewebes
3) Zunahme des kollagenen Gewebes
4) Intimaverbreiterung

7.002 7.1 Fragentyp A

Welche Aussage paßt nicht zur Arteriosklerose?

A. Die Arteriosklerose kann schon im jugendlichen Alter beginnen.
B. Die Arteriosklerose ist die häufigste Arterienerkrankung.
C. Die Arteriosklerose ist ein rasch fortschreitender, kontinuierlich verlaufender Prozeß.
D. Die Arteriosklerose verläuft meist in Schüben.
E. Die Arteriosklerose ist eine chronische Erkrankung.

7.003 7.1/7.2 Fragentyp A

Welche Gefäßwandveränderung gehört nicht in die Gruppe der Arteriosklerose?

A. Lipoidose der Intima
B. Verkalkungen in der Intima
C. Verkalkungen in der Media
D. Medianekrosen
E. Atheromatose der Intima

7.004   7.1   Fragentyp D

Welche der folgenden Aussagen paßt oder passen zum Intimaödem der Arterien?

1) Das Intimaödem ist hochgradig lipidhaltig.
2) Das Intimaödem tritt nur in muskulären Arterien auf.
3) Das Intimaödem trifft diffus die Aortenwand.
4) Das Intimaödem gilt als quasispezifische Antwort des Intimamesenchyms auf unterschiedliche Noxen.

7.005   7.1   Fragentyp C

Ein wesentlicher Faktor in der formalen Genese der Arteriosklerose ist eine Störung des Perfusionsstromes,

weil

dadurch Störungen im Gefäßwandstoffwechsel ausgelöst werden.

7.006   7.1   Fragentyp A

Welche Aussage ist <u>nicht</u> richtig? Bei der Arteriosklerose

A. werden Plasmabestandteile intramural abgelagert
B. kommt es zu einer Verbreiterung der Intima
C. kommt es zu einer Hypertrophie
D. wird die Media atrophisch
E. tritt eine Hyalinose der Intima auf

7.007 7.1 Fragentyp A

Welche Lokalisation ist <u>kein</u> Prädilektionsort für die atheromatöse Plaque-Bildung?

A. Außenkurven gekrümmter Gefäßstrecken
B. Gefäßtrichter der Seitenarterienursprünge
C. Mündung des Ductus arteriosus Botalli
D. Gefäßterritorien mit Lymphabflußstörungen
E. Örtlich fixierte äußere Verankerungsstellen der Gefäße

7.008 7.1 Fragentyp A

Wo entstehen bei der Aortenisthmusstenose die arteriosklerotischen Veränderungen?

A. Distal der Stenose
B. An der Ductus-Botalli-Narbe
C. Proximal der Stenose
D. In den Nierenarterien
E. Im Lungenkreislauf

7.009 7.1 Fragentyp C

Patienten mit einer starken Koronarsklerose haben immer auch eine ausgeprägte Hirnbasisarteriensklerose,

<u>weil</u>

die Arteriosklerose alle Gefäßprovinzen gleichermaßen befällt.

7.010   7.1   Fragentyp C

Neben der durch die Intimaverdickung bedingten Stenose treten als Folge der Arteriosklerose häufig auch Lichtungserweiterungen auf,

weil

in der Media unter der geschädigten Intima krankhafte Veränderungen entstehen können.

7.011   7.1   Fragentyp C

Die Hypercholesterinämie ist der wichtigste kausalgenetische Faktor der Arteriosklerose,

weil

alle Menschen mit schweren arteriosklerotischen Veränderungen einen erhöhten Cholesterinwert im Serum aufweisen.

7.012   7.015
7.013   7.016
7.014   7.1/7.2   Fragentyp B

Liste 1   Liste 2

7.012 Arteriolo-   A. Übergeordneter Begriff einer
      sklerose   nichtentzündlichen Gefäß-
                          erkrankung
7.013 Atherosklerose
                       B. Gefäßwandveränderungen mit
7.014 Arteriosklerose   Ablagerungen von Lipiden,
                          komplexen Kohlenhydraten,
7.015 Arteriitis   Blut- und Blutbestandteilen
                          an der Intima-Media-Grenze,
7.016 Arteriolo-   die mit einer Verhärtung und
      nekrose   Leistungsminderung einher-
                          gehen

                       C. Gefäßwandveränderungen vor-
                          nehmlich kleiner Nieren- oder
                          Hirnrindengefäße, die mit
                          einer Hyalinose einhergehen

                       D. Entzündliche Gefäßwandver-
                          änderung

                       E. Sektorförmige Zerstörung von
                          Intima, Media und Adventitia
                          kleiner Arterien mit sekundä-
                          rer plasmatischer Durchtränkung

7.017	7.1	Fragentyp C

Die Arteriosklerose ist eine reine Alterskrankheit,

weil

die ätiologischen Faktoren mit längerer Dauer wirksamer werden.

7.018	7.3	Fragentyp C

Unter einem Aneurysma versteht man eine durch eine Arteriosklerose bedingte Erweiterung der Arterien,

weil

Aneurysmen nur in arteriosklerotisch veränderten Gefäßen auftreten.

7.019　7.022		
7.020　7.023		
7.021　7.024	7.3	Fragentyp B

Liste 1

7.019 Intimariß

7.020 Riß der Arterienwand

7.021 Hirnbasisarterien

7.022 Starke Schlängelung der Arterien

7.023 Idiopathische Medianekrose

7.024 Erhöhung des Herzzeitvolumens

Liste 2

A. Aneurysma verum

B. Aneurysma dissecans

C. Aneurysma spurium

D. Aneurysma cirsoideum

E. Arteriovenöses Aneurysma

7.025   7.3   Fragentyp D

Welches sind die Prädilektionsstellen für Hirnbasis-
arterienaneurysmen?

1) A. communicans anterior
2) A. communicans posterior
3) Aa. cerebri anteriores
4) Aa. cerebri posteriores

7.026   7.3   Fragentyp A

Warum treten intrakranielle Aneurysmen bevorzugt an den
Hirnbasisarterien im Bereich des Circulus arteriosus
Willisi auf?

A. Die Hirnbasisarterien sind besonders den Druckschwan-
   kungen des Blutstromes ausgesetzt.
B. In der Wand der Hirnbasisarterien kommt es häufig zu
   idiopathischen Medianekrosen.
C. In der Muscularis und Lamina elastica interna der
   Hirnbasisarterien lassen sich schon physiologischerweise umschriebene Defekte nachweisen.
D. Die Hirnbasisarterien neigen besonders zu entzündlichen Erkrankungen mit nachfolgender Medianekrose.
E. Durch die häufig an der Basis lokalisierten Meningi-
   tiden wird eine Wandschwäche der Hirnbasisarterien
   verursacht.

7.027   7.4   Fragentyp A

Wodurch entsteht das Angina-pectoris-Syndrom?

A. Lipomatosis cordis
B. Überschreiten des kritischen Herzgewichts
C. Mißverhältnis von Schlagvolumen und Kammergröße
D. Mißverhältnis von Blutangebot und Blutbedarf im
   Myokard
E. Verschluß von Koronararterien

7.028　　　　　　　　7.4　　　　　　　　Fragentyp A

Welche der folgenden Veränderungen führt <u>nicht</u> zu einem Mißverhältnis zwischen Blutangebot und Blutbedarf im Herzmuskel?

A. Braune Atrophie des Herzens
B. Hypertrophie des Myokard
C. Schock
D. Aortenklappenfehler
E. Koronarsklerose

7.029　　　　　　　　7.4　　　　　　　　Fragentyp A

Welche ist <u>keine</u> Folge der relativen Koronarinsuffizienz?

A. Gefügedilatation
B. Miliare Muskelfasernekrosen
C. Herzinfarkt
D. Interstitielle Fibrose
E. Entparenchymisierung der Kammerwand

7.030　　　　　　　　7.4　　　　　　　　Fragentyp D

Welche der folgenden Veränderungen können die Ursache einer absoluten Koronarinsuffizienz sein?

1) Koronararterienembolie
2) Lichtungseinengung durch entzündliche Arteriopathien
3) Koronarsklerose
4) Abgangsstenose der Koronararterien aus der Aorta

7.031   7.5   Fragentyp C

Der Herzinfarkt kann auch die Folge einer relativen Koronarinsuffizienz sein,

weil

es bei dieser Art der Koronarinsuffizienz häufig zu thrombotischen Verschlüssen kommt.

7.032   7.5   Fragentyp A

Wo findet man am häufigsten einen Herzinfarkt?

A. Mittlerer Teil des Septum interventriculare
B. Vorderer Teil des Septums und der angrenzenden linken Ventrikelwand
C. Hinterer Septumanteil und angrenzende linke Ventrikelwand
D. Seitliche Wand des linken Ventrikels
E. Seitliche Wand des rechten Ventrikels

7.033   7.5   Fragentyp A

Welche Komplikationen des Herzinfarktes werden heute infolge der Antikoagulanzientherapie nur noch selten beobachtet?

A. Pericarditis epistenocardica
B. Periphere Embolie
C. Herzrupturen
D. Herzwandaneurysma
E. Kardiogener Schock

7.034	7.5	Fragentyp D

Was findet man bei einem älteren Myokardinfarkt?

1) Pigmentierte Makrophagen
2) Perikarditis
3) Granulationsgewebe
4) Parietale Thromben

7.035	7.5	Fragentyp A

Welche Zeit ist zur Defektheilung durch Vernarbung eines größeren Herzinfarktes erforderlich?

A. 24 Wochen
B. 4 Wochen
C. 8 Wochen
D. 16 Wochen
E. 12 Wochen

7.036	7.5	Fragentyp A

Welche der folgenden Aussagen ist für das Herzwandaneurysma zutreffend?

A. Das Herzwandaneurysma entsteht gelegentlich infolge von Verwachsungen nach einer Pericarditis epistenocardica.
B. Das Herzwandaneurysma entwickelt sich nach einem großen, transmuralen Infarkt.
C. Die hämodynamischen Verhältnisse können ähnlich der Mitralstenose sein.
D. Das Herzwandaneurysma tritt meistens in der rechten Herzkammer auf.
E. Das Herzwandaneurysma ist häufig beim Marfan-Syndrom.

7.037 7.5 Fragentyp D

Welche der nachfolgenden Faktoren sind unbestrittene Risikofaktoren für den Herzinfarkt?

1) Hypertonie
2) Zigarettenrauchen
3) Erhöhter Blutlipidspiegel
4) Übergewicht

7.038 7.5 Fragentyp A

Wie hoch steigt das Infarktrisiko von Rauchern bei 20 inhalierten Zigaretten pro Tag gegenüber Nichtrauchern?

A. Auf das Zweifache
B. Auf das Dreifache
C. Auf das Vierfache
D. Auf das 10fache
E. Auf das 15fache

7.039 7.6 Fragentyp A

An welcher Herzklappe oder Herzklappen spielt sich die Endocarditis verrucosa rheumatica am häufigsten ab?

A. Mitralklappe
B. Mitral- und Aortenklappe
C. Aortenklappe
D. Mitral- und Trikuspidalklappe
E. Trikuspidalklappe

7.040　　　　　　　　7.6　　　　　　　　Fragentyp A

Welcher der folgenden Vorgänge tritt nicht bei der Entwicklung der Endocarditis verrucosa rheumatica auf?

A. Seröse Entzündung
B. Subendotheliale Fibrineinlagerung
C. Aufbruch der Endotheldecke
D. Leukozytäre Infiltration
E. Thrombozytenablagerung

7.041　　　　　　　　7.6　　　　　　　　Fragentyp A

Durch welche sicheren Zeichen läßt sich die Endocarditis verrucosa rheumatica von der Endocarditis verrucosa simplex unterscheiden?

A. Unterschiedlicher Klappenbefall
B. Unterschiedliche Größe der Wärzchen
C. Unterschiedliche Lagerung am Klappenrand
D. Bakterienkultur
E. Es gibt keine sicheren Unterscheidungsmerkmale

7.042　　　　　　　　7.6　　　　　　　　Fragentyp D

Welche Aussage(n) ist (sind) richtig?

1) Die rheumatische Endokarditis trifft meistens schon vorgeschädigte Klappen.
2) Herzklappenfehler werden meistens durch die bakterielle Endokarditis verursacht.
3) Manifeste Herzklappenfehler folgen unmittelbar dem ersten Schub einer rheumatischen Endokarditis.
4) Zwischen der ersten rheumatischen Endokarditis und manifesten Herzklappenfehlern vergehen in der Regel mehrere Jahre.

7.043   7.046
7.044   7.047
7.045   7.6   Fragentyp B

Liste 1   Liste 2

7.043 Endocarditis verrucosa   A. Wärzchen am Klappen-
      rheumatica   grund

7.044 Endocarditis verrucosa   B. Vergrünende Strepto-
      simplex   kokken

7.045 Endocarditis Libman-   C. Klappenperforation
      Sacks
                                     D. Gewöhnlich bei ab-
7.046 Akute bakterielle   zehrenden Erkran-
      Endokarditis   kungen

7.047 Endocarditis lenta   E. Häufiges Rezidiv

7.048   7.6   Fragentyp D

Welche Aussage(n) ist (sind) zutreffend?

1) Bei der akuten, bakteriellen Endokarditis siedeln
   die Erreger gewöhnlich auf unversehrten Klappen.

2) Bei der subakuten, bakteriellen Endokarditis siedeln
   die Keime gewöhnlich auf vorgeschädigten Klappen.

3) Bei der Endocarditis lenta sind die Erreger weniger
   virulent als bei der akuten, bakteriellen Endokarditis.

4) Die subakute, bakterielle Endokarditis wird als
   Komplikation bei Drogenabhängigen beobachtet.

7.049   7.6   Fragentyp C

Klappeninsuffizienzen entstehen am häufigsten an AV-
Klappen,

weil

es hier erst durch Schrumpfung und Verwachsung der Seh-
nenfäden zu einer echten Insuffizienz kommt.

7.050   7.6   Fragentyp C

Erweiterungen des Klappenansatzringes führen nicht immer zu einer relativen Insuffizienz,

<u>weil</u>

die Flächen der Segelklappen größer als die Ostien sind.

7.051 7.053
7.052 7.054   7.6   Fragentyp B

Liste 1   Liste 2

7.051 Mitralstenose   A. Druckhypertrophie der linken Kammer
7.052 Mitralinsuffizienz
                         B. Volumenhypertrophie der linken Kammer
7.053 Aortenstenose
                         C. Atrophie der rechten Herzkammer
7.054 Aorteninsuffizienz
                         D. Atrophie der linken Kammermuskulatur

                         E. Verkleinerung des linken Vorhofes

---

7.055   7.6   Fragentyp A

Die Elongation der Ausströmungsbahn des linken Ventrikels tritt auf bei

A. Mitralinsuffizienz
B. Aortenstenose
C. Aorteninsuffizienz
D. Mitralstenose
E. Kammerseptumdefekt

7.056				7.6				Fragentyp A

Welche der folgenden Veränderungen fehlt bei der Mitralstenose?

A. Hypertrophie des linken Vorhofes
B. Chronische Blutstauung der Lungen
C. Hypertrophie der rechten Kammerwand
D. Hämosiderinpigment in der Lunge
E. Hypertrophie der linken Kammer

7.057				7.6				Fragentyp C

Bei der Mitralinsuffizienz kommt es zu einer tonogenen Insuffizienz,

weil

hier eine erhöhte Anfangsspannung in der linken Kammer vorliegt.

7.058				7.6				Fragentyp A

Welcher der Mechanismen kann die gestörte Kreislaufökonomie des Herzens bei Klappenfehlern nicht ausgleichen?

A. Erhöhung der Frequenz
B. Hypertrophie der Muskulatur
C. Erhöhung des Minutenvolumens
D. Dilatation der Herzkammer
E. Kollateralbildung der Koronararterien

7.059				7.7				Fragentyp A

Welcher der folgenden Mechanismen ist keine Ursache des Versagens eines hypertrophierten Herzens beim Menschen?

A. Überdehnung der Herzmuskelfasern
B. Mangeldurchblutung

C. Überschreiten des kritischen Herzgewichts

D. Mißverhältnis zwischen Zuwachsmöglichkeit des Herzens und Anstieg der Spannkraft

E. Polytope Parenchymnekrosen

7.060   7.7   Fragentyp A

Das kritische Herzgewicht beträgt

A. 300 g
B. 400 g
C. 500 g
D. 600 g
E. 700 g

7.061   7.8   Fragentyp C

Die akute Insuffizienz des Herzens äußert sich makroskopisch in einer Dilatation des betroffenen Herzanteils,

weil

durch die Dilatation die Sarkomerenlänge von 3,6 µm überschritten wird und somit die Kontraktionsfähigkeit erlischt.

7.062   7.8   Fragentyp D

Welche Strukturen verhindern eine Überdehnung des Myokard?

1) Herzbeutel
2) Epikard
3) Kollagene Fasersysteme im Myokard
4) Endokard

7.063   7.8   Fragentyp A

Welche Veränderung gehört nicht zu einer chronischen Linksherzinsuffizienz?

A. Braune Induration der Lunge
B. Herzfehlerzellen
C. Pleuraergüsse
D. Pulmonale Arteriosklerose
E. Erschwerung der Gasdiffusion

7.064   7.8   Fragentyp D

Das isolierte Linksherzversagen ist erkennbar an einem (einer)

1) hochgradigen Hirnödem
2) Lungenödem
3) Stauung von Leber und Milz
4) Dilatation des linken Ventrikels

7.065   7.8   Fragentyp D

Das isolierte Rechtsherzversagen (beispielsweise bei einer fulminanten Lungenarterienembolie) ist am Leichnam zu erkennen an einer

1) schlaffen Erweiterung der rechten Herzkammer
2) Blässe der rechtsseitigen Herzmuskulatur
3) hochgradigen Blutstauung der Organe außer in den Lungen
4) scharfen Markierung der Mark-Rinden-Grenze in den Nieren

7.066   7.8   Fragentyp A

Welche Veränderung ist nicht charakteristisch für eine chronische Rechtsherzinsuffizienz?

A. Splenomegalie
B. Muskatnußleber
C. Thromboseneigung in den Venen
D. Lungenödem
E. Periphere Ödeme

7.067   7.8   Fragentyp C

Die tonogene Dilatation ist günstiger als die myogene,

weil

bei der ersteren die Anpassung an die steigende Druckleistung langsam erfolgen kann.

7.068   7.9   Fragentyp A

Welche Aussage ist richtig?

A. In mehr als der Hälfte der Fälle wird die Hypertonie renal ausgelöst.
B. Bei der Mehrzahl der Fälle bleibt die Ursache der Hypertonie unbekannt.
C. Der renale Hochdruck ist immer ein Widerstandshochdruck.
D. Angiotensin II führt zu einer Erhöhung des Schlagvolumens.
E. Die Gefäßveränderungen bei der Hypertonie spielen sich vorwiegend in den großen Arterien ab.

7.069   7.9   Fragentyp A

Welche Gefäßveränderung ist keine typische Folge der Hypertonie?

A. Skalariforme Sklerose der Hirnbasisarterien
B. Arteriolosklerose
C. Arteriolonekrose
D. Periphere Arteriosklerose
E. Nierenarterienstenose

7.070   7.9   Fragentyp A

Welche der folgenden Veränderungen führt nicht zum Cor pulmonale?

A. Silikose
B. Lungenfibrose
C. Emphysem
D. Mitralstenose
E. Morbus Bechterew

7.071   7.9   Fragentyp D

Welche pathologischen Zustände können eine Druckerhöhung im kleinen Kreislauf auslösen?

1) Mitralstenose
2) Reduktion des Lungenparenchym
3) Rezidivierende Lungenembolien
4) Ventilationsstörungen

7.072   7.9   Fragentyp A

Welche Veränderung ist eine Folge der Hypertonie im kleinen Kreislauf?

A. Linksdrehung des Herzens
B. Intimafibrose der Lungenvenen
C. Dilatation des linken Vorhofes
D. Pleurafibrose
E. Rezidivierende Lungenembolien

7.073   7.10   Fragentyp A

Welche Aussage definiert den Schock am besten?

A. Schock ist die Folge von Blutverlust.
B. Schock ist eine Kreislaufinsuffizienz mit unzureichender Blutversorgung der Peripherie.
C. Schock ist eine Kreislaufinsuffizienz, hervorgerufen durch ein Herzversagen.
D. Schock ist eine Kreislaufinsuffizienz, hervorgerufen durch ein Mißverhältnis zwischen Herz-Zeit-Volumen und Blutbedarf in der Peripherie.
E. Schock ist die Folge einer peripheren Azidose.

7.074   7.10   Fragentyp C

Der Schock kann auch als inadäquate kapilläre Perfusion bezeichnet werden,

weil

die Störung der Mikrozirkulation im Mittelpunkt steht.

7.075   7.10   Fragentyp D

Welche Faktoren führen beim Schock zu einer Dekompensation der Mikrozirkulation?

1) Veränderung der Blutviskosität
2) Thrombozytenaggregation
3) Intravasale Gerinnungsvorgänge
4) Formveränderungen der Erythrozyten

7.076   7.10   Fragentyp C

Bei der durch Schock bedingten Störung der Mikrozirkulation nimmt die Viskosität des Blutes zu,

weil

die Blutviskosität zu der Strömungsgeschwindigkeit des Blutes direkt proportional ist.

7.077   7.10   Fragentyp D

Zu welcher Gegenregulation oder zu welchen Gegenregulationen des Organismus kommt es beim akuten stärkeren Blutverlust?

1) Vasokonstriktion
2) Vasodilatation
3) Einstrom extravasaler Flüssigkeit in das Gefäßsystem
4) Ausstrom intravasaler Flüssigkeit in das Gewebe

7.078   7.10   Fragentyp A

Welcher der aufgeführten Reize erzeugt keinen primären Schock (neurogenen Schock)?

A. Druck auf den Karotissinus
B. Schlag auf das Epigastrium
C. Pleurapunktion
D. Rektumdilatation
E. Aderlaß

7.079   7.10   Fragentyp A

Für diese Reihenfolge der beim Schock ablaufenden Mechanismen:

1) Sympathisch-adrenergische Reaktion
2) Vasokonstriktion
3) Anhäufung saurer Metaboliten
4) Dilatation der Kapillaren
5) Strömungsverlangsamung

trifft zu:

A. Sie ist richtig.
B. Die Phasen 1 und 3 sind vertauscht.
C. Die Phasen 2 und 4 sind vertauscht.
D. Phase 5 gehört an die 3. Stelle.
E. Phase 3 gehört an die letzte Stelle.

7.080   7.10   Fragentyp D

Durch welche Faktoren wird die Thrombozytenaggregation beim Schock irreversibel?

1) Absinken der Blutströmungsgeschwindigkeit
2) Zufluß von ADP aus hypoxischem Gewebe
3) Katecholamine
4) Prokoagulative Substanzen aus hypoxischem Gewebe

7.081   7.10   Fragentyp A

Wodurch werden Blutungen beim Schock in erster Linie verursacht?

A. Gesteigerter intrakapillärer Druck aufgrund der Strömungsverlangsamung
B. Toxisch-hypoxische Kapillarschäden
C. Hämolyse der formveränderten Erythrozyten
D. Verbrauch von Gerinnungsfaktoren
E. Hemmung der Fibrinolyse

7.082   7.10   Fragentyp D

Wie verhalten sich in der Mehrzahl der Fälle die in der Peripherie beim Schock entstandenen Fibrinmonomere?

1) Sie werden zu Fibringerinnseln.
2) Sie werden aus der Peripherie ausgeschwemmt und verstopfen die Lungenstrombahn.
3) Sie werden nach der Polymerisation in der Peripherie fibrinolytisch abgebaut.
4) Sie gehen lösliche Verbindungen mit Fibrinogenmolekülen ein.

7.083   7.10   Fragentyp A

Worin besteht der wesentliche Unterschied zwischen dem hyperkinetischen und dem hypokinetischen Schocksyndrom?

A. In der Mobilisationsfähigkeit des Patienten
B. Im Verhalten im Hämatokrit
C. In der Körpertemperatur
D. In der unterschiedlichen kardialen Auswurfleistung
E. In der zeitlichen Dauer des Schocks

7.084   7.10   Fragentyp C

Durch das beim Schock auftretende DIC-Syndrom werden die Mikrozirkulationsvorgänge verstärkt,

weil

bei der Mikrothrombose in der Peripherie die Hypoxie zu-, die Azidose jedoch abnimmt.

7.085 7.088 7.091
7.086 7.089
7.087 7.090   7.10   Fragentyp B

Liste 1   Liste 2

7.085 Zentroazinäre Paren- A. Lunge
      chymnekrosen
                            B. Niere
7.086 Akrozyanose
                            C. Haut
7.087 Sugillationen
                            D. Gastrointestinaltrakt
7.088 Osmotische Nephrose
                            E. Leber
7.089 Hyaline Membranen

7.090 Rindennekrose

7.091 Atelektasen

7.092   7.10   Fragentyp A

Welche der genannten Veränderungen tritt beim Schock
nicht auf?

A. Akute Harnverhaltung

B. Anurie

C. Fleckiges Lungenödem

D. Azidose in der Strombahnperipherie

E. Intravasale Gerinnung im Bereich der terminalen
   Strombahn

7.093   7.10   Fragentyp D

Der Tod im schweren Schock kann an der Leiche makroskopisch und mikroskopisch diagnostiziert werden durch

1) Farbunterschiede auf der Nierenschnittfläche: Rinde
   blaß, Mark rot

2) Fibringerinnsel in den Kapillaren

3) läppchenzentrale Nekrosen der Leber

4) vorzeitiges Auftreten der Leichenflecken

7.094   7.11   Fragentyp A

Welche Definition trifft den Vorgang der Thrombose am besten?

A. Intravasale Blutgerinnung
B. Blutgerinnung
C. Neigung zur Ausbildung von Thromben
D. Intravasale und intravitale Blutgerinnung
E. Allgemeine disseminierte Blutgerinnung

7.095   7.11   Fragentyp D

Welche Faktoren sind entscheidend für die Entstehung eines Thrombus?

1) Veränderung der Gefäßwand
2) Veränderung der Blutzusammensetzung
3) Veränderung des Blutstroms
4) Veränderung des Blutdrucks

7.096 7.099 7.102
7.097 7.100 7.103
7.098 7.101   7.11   Fragentyp B

Liste 1

7.096 Roter Thrombus
7.097 Rekanalisierung
7.098 Gefäßwandläsionen
7.099 Weißer Thrombus
7.100 Leukozytenreich
7.101 Folge einer nicht-gelösten Stase
7.102 Hoher Feuchtigkeitsgrad
7.103 Auftreten beim Schock

Liste 2

A. Abscheidungsthromben
B. Gerinnungsthromben
C. Hyline Thromben
D. Leichengerinnsel
E. Organisierte Thromben

7.104   7.11   Fragentyp D

Welche Teile der Gefäßwand lösen in erster Linie eine Adhäsion und Aggregation der Thrombozyten aus?

1) Endothel
2) Glatte Muskulatur
3) Elastische Fasern
4) Subendotheliales Kollagen

7.105   7.11   Fragentyp C

Venöse Thromben entstehen in erster Linie durch Veränderung der Strömungsgeschwindigkeit des Blutes,

weil

das Blut in den Venen eine höhere Geschwindigkeit hat als in den Arterien.

7.106   7.11   Fragentyp A

Welche der folgenden Veränderungen ist keine Folge einer Verlangsamung des Blutstromes?

A. Zunahme der Blutviskosität
B. Verminderung der Suspensionsstabilität
C. Vermehrung der zirkulierenden Thrombozyten
D. Verminderte "Clearance"-Möglichkeit der aktivierten Gerinnungsfaktoren durch das RES
E. Freisetzung prokoagulativer Substanzen

7.107   7.11   Fragentyp A

Auf welchen Mechanismen beruht die bei der Schwangerschaft und gelegentlich bei der Einnahme von Ovulationshemmern beobachtete gesteigerte Thromboseneigung?

A. Verlangsamung des Blutstromes

B. Verlust des Venentonus

C. Verringerte Aktivität des RES

D. Zunahme der Faktoren II, VII, IX und X

E. Zunahme der Faktoren I, III und VIII

7.108   7.11   Fragentyp A

Worauf beruht die allgemeine Thromboseneigung bei gewissen malignen Tumoren?

A. Gefäßwandschäden

B. Einschwemmung thromboplastischer Aktivitäten aus den Tumoren

C. Produktion des Faktor I im Tumor

D. Störung der Fibrinolyse

E. Blutstromverlangsamung im Tumor

7.109   7.11   Fragentyp A

In welchen Gefäßregionen sind am häufigsten Thromben zu finden?

A. Circulus arteriosus Willisi

B. Venen der unteren Extremitäten

C. Hirnsinus

D. Koronararterien

E. Pfortadersystem

7.110	7.11	Fragentyp A

Welches ist der Unterschied zwischen einer puriformen und einer purulenten Erweichung eines Thrombus?

A. Der Gehalt an Bakterien

B. Der Gehalt an Fibrin

C. Die Menge der Leukozyten

D. Die unterschiedliche Lokalisation der Thromben

E. Der Gehalt an Fibrinolysin

7.111	7.11	Fragentyp D

Wann sind bei der Sektion überlicherweise <u>keine</u> Leichengerinnsel nachzuweisen?

1) Bei Tod infolge eines bösartigen Tumors

2) Bei Tod durch Schock

3) Bei Tod infolge von entzündlichen Erkrankungen

4) Bei Tod durch Ersticken

7.112	7.12	Fragentyp A

Was ist eine orthodoxe Embolie?

A. Verschleppung von Treibteilchen in einem "homologen" Blutstrom

B. Übertreten von Treibteilchen in einen "heterologen" Blutstrom

C. Verschleppung von Treibteilchen entgegen der Blutstromrichtung

D. Verschleppung von Treibteilchen durch das Foramen ovale

E. Transport von Treibteilchen durch die Plazenta

7.113　　　　　　　　7.12　　　　　　　　　Fragentyp A

Eine paradoxe Thromboembolie ist eine Verschleppung von Thromben

A. von einem Gefäß in ein anderes durch kapilläre Kurzschlüsse
B. entgegen dem Blutstrom
C. auf dem Lymphwege
D. aus dem venösen in den arteriellen Schenkel des Kreislaufes
E. aus den Lungenvenen in den großen Kreislauf

7.114　　　　　　　　7.12　　　　　　　　　Fragentyp D

Als Quelle einer peripheren arteriellen Embolie kommen bei geschlossenem Foramen ovale und regelrechtem Kammerseptum in Betracht:

1) Lungenvenen
2) Lungenarterien
3) Linker Vorhof
4) Beinvenen

7.115　　　　　　　　7.12　　　　　　　　　Fragentyp A

Welche der folgenden Erscheinungen gehört nicht zum Bild der Fettembolie?

A. Verlegung und Verstopfung der terminalen Strombahn
B. Purpura cerebri
C. Verbrauchskoagulopathie mit Fibrinthromben in der terminalen Strombahn
D. Sog. Fettinfarkt der Leber
E. Anurie

7.116   7.12   Fragentyp A

Eine Luftembolie können Sie an der Leiche nachweisen, indem Sie

A. eine Lungenschwimmprobe machen
B. die Eintrittspforte suchen
C. die rechte Herzkammer in situ unter Wasser eröffnen
D. den Pleuraspalt unter Wasser eröffnen
E. Luftblasen in Gefäßen nachweisen

7.117   7.13   Fragentyp D

Welche Bedingungen beeinflussen das Entstehen eines Infarktes?

1) Gewebsempfindlichkeit
2) Gefäßanastomosen
3) Zeitfaktor
4) Gewebszustand

7.118   7.13   Fragentyp D

Arterielle Verschlüsse oder Lichtungseinengungen lösen in erster Linie folgende Veränderungen aus:

1) Infarkte
2) Temporäre Ischämien
3) Relative chronische periphere Durchblutungsstörungen
4) Gerinnungsthromben

7.119   7.13   Fragentyp D

Die Ausbildung eines Kollateralkreislaufs spielt eine
große Rolle bei einer

1) Aortenisthmusstenose
2) Leberzirrhose
3) obliterativen Arteriosklerose der Oberschenkel-
   arterien
4) obliterativen Arteriosklerose der intrazerebralen
   Hirnarterien

7.120   7.13/16.2   Fragentyp A

Im Versorgungsgebiet welcher Arterien entstehen bevorzugt Hirninfarkte?

A. Aa. cerebri mediae
B. A. cerebri media dextra
C. A. cerebri media sinistra
D. Aa. cerebri anteriores
E. Aa. cerebri posteriores

7.121   7.13/16.2   Fragentyp A

Hirninfarkte entstehen am häufigsten durch eine

A. Embolie in die Hirnarterien
B. Kompression von Hirnarterien
C. ortsständige arterielle Thrombose
D. Arterienstenose und einen Blutdruckabfall
E. Ruptur eines Hirnbasisarterien-Aneurysma

7.122	7.125		
7.123	7.126		
7.124		7.13/16.2	Fragentyp B

Liste 1					Liste 2

7.122 Kolliquation			A. Stadium I d. Hirninfarktes

7.123 Resorption			B. Stadium II d. Hirninfarktes

7.124 Kalkmilchartige		C. Stadium III d. Hirninfarktes
      Metamorphose			D. Stadium IV d. Hirninfarktes

7.125 Nekrose				E. Stadium V d. Hirninfarktes

7.126 Pseudozyste

7.127	7.13/16.2	Fragentyp A

Welches der aufgezählten Phänomene ist ein Endzustand von anämischen Hirninfarkten?

A. Hirnduranarbe

B. Pseudozystischer Defekt

C. Kollagenfaserige Schwiele

D. Restitutio ad integrum

E. Hydrocephalus occlusus

7.128	7.13	Fragentyp C

Die Verlegung einzelner Darmarterien hat überlicherweise keine Folgen,

weil

die größeren Arterien keine Endarterien sind.

7.129   7.13   Fragentyp D

Wodurch können rote atrophische Infarkte der Leber entstehen?

1) Verschluß der Vena umbilicalis
2) Verschluß des Pfortaderastes bei gleichzeitig bestehender Rechtsherzinsuffizienz
3) Verschluß des Ductus hepaticus
4) Verschluß eines Astes der Arteria hepatica bei gleichzeitigem Offenbleiben des korrespondierenden Pfortaderastes

7.130   7.133
7.131   7.134
7.132   7.13   Fragentyp B

Liste 1	Liste 2
7.130 Niere	A. Anämischer Infarkt
7.131 Darm	B. Hämorrhagischer Infarkt
7.132 Leber	C. Zahnscher Infarkt
7.133 Lunge	D. Hämorrhagische Infarzierung
7.134 Herz	E. Infarktnekrose mit Kolliquation

7.135   7.13   Fragentyp A

Ein keilförmiger Niereninfarkt reicht gewöhnlich nicht ganz bis zur Oberfläche, weil

A. die äußeren Rindenabschnitte von Kapselgefäßen versorgt werden
B. an der Oberfläche ausgedehnte Kollateralen vorhanden sind
C. an der Oberfläche eine Ernährung durch Diffusion möglich ist
D. den kapselnden Vasa afferentia die Polkissen fehlen
E. der Sauerstoffbedarf der Oberfläche geringer ist

7.136	7.13	Fragentyp A

Was entsteht bei einer Verstopfung eines mittleren Lungenarterienastes?

A. Hämorrhagischer Infarkt, wenn gleichzeitig eine Bronchialarterienruptur besteht
B. Hämorrhagischer Infarkt, wenn gleichzeitig eine Herzinsuffizienz besteht
C. Kein hämorrhagischer Infarkt, weil dieser nur bei einem gleichzeitigen Herzinfarkt entsteht
D. Anämischer Infarkt, weil die Lungenarterien funktionelle Endarterien sind
E. Hämorrhagische Infarzierung durch Überfüllung von Kollateralen

7.137	7.13	Fragentyp D

Ein hämorrhagischer Lungeninfarkt entsteht als direkte Folge einer Kombination von

1) Embolie in einer mittelkalibrigen Lungenarterie
2) Rechtsherzinsuffizienz
3) Linksherzinsuffizienz
4) fulminanten Lungenarterienembolie

7.138	7.13	Fragentyp D

Welche Faktoren können zu einer relativen chronisch-peripheren Durchblutungsstörung führen?

1) Chronische Herzinsuffizienz
2) Reduktion der arteriolären Lumenweite
3) Blutrückstau mit Stromverlangsamung
4) Lokalisierte Blutstromverminderung

7.139   7.13   Fragentyp A

In welchen Regionen kommt es in erster Linie zu Zelldegenerationen und Nekrosen bei relativen chronischen Durchblutungsstörungen?

A. Im arteriellen Teil des Kapillarschenkels
B. Im venösen Teil des Kapillarschenkels
C. Im Bereich der Venolen
D. Im Bereich der Arteriolen
E. Im Bereich von Gefäßabgängen

7.140   7.13   Fragentyp D

Welche Aussage(n) ist (sind) richtig?

1) Bei der relativen, akuten, temporären, peripheren Durchblutungsstörung kommt es häufig zu ausgedehnten Nekrosen.
2) Bei wiederholten Anfällen von relativen, akuten, temporären, peripheren Durchblutungsstörungen kann es zur langsam progredienten Gewebsfibrose kommen.
3) Relative, akute, temporäre, periphere Durchblutungsstörungen entstehen durch Gefäßverschlüsse.
4) Relative, akute, temporäre, periphere Durchblutungsstörungen entstehen häufig bei gesteigerter Aktivität der entsprechenden Versorgungsgebiete.

8. Blutungen

8.001		
8.002	8.1	Fragentyp B

Liste 1   Liste 2

8.001 Rhexisblutung   A. Beschleunigung des Blutstromes
8.002 Diapedesis-
      blutung   B. Verlangsamung des Blutstromes
                            C. Lokalisierter Gefäßschaden
                            D. Vitamin-D-Mangel
                            E. Folsäuremangel

8.003	8.1	Fragentyp A

Welche Veränderung führt nicht zu einer Rhexisblutung?

A. Tuberkulöse Kavernen
B. Ulcus pepticum duodeni
C. Medianekrose der Aorta
D. Thrombozytopathie
E. Aneurysmen

8.004	8.1	Fragentyp D

Welcher Zustand des Blutstromes begünstigt Diapedesisblutungen?

1) Stase
2) Beschleunigung des Blutstromes
3) Gerinnung
4) Peristase

8.005   8.1   Fragentyp D

Diapedesisblutungen treten auf

1) bei entzündlichen Kapillaropathien
2) bei Blutgerinnungsstörungen
3) bei Sepsis
4) beim Ulcus ventriculi

8.006   8.1   Fragentyp A

Was versteht man unter einer Ekchymose?

A. Pilzerkrankung
B. Punktförmige Hautblutungen
C. Flächenhafte Blutungen in Haut und Schleimhäuten
D. Besondere Form des Ödems
E. Toxische Kapillaropathie

8.007   8.010
8.008   8.011
8.009   8.1   Fragentyp B

Liste 1   Liste 2

8.007 Hämatom   A. Unscharf begrenzte, blutige
8.008 Suffusion   Durchtränkung eines Gewebes
8.009 Hämorrhagischer B. Kleinste punktförmige
      Infarkt   Blutungen
8.010 Petechien   C. Darmblutung
8.011 Meläna   D. Lokalisierte Blutmasse
                       E. Blutige Durchtränkung eines
                          Gewebes mit nachfolgender
                          Nekrose

8.012	8.1	Fragentyp D

Welche Ursache kann eine Produktionskoagulopathie haben?

1) Malabsorptionsstörungen
2) Biliäre Verschlußkrankheiten
3) Primäre Erkrankungen des Leberparenchyms
4) Hämophilie A

8.013	8.1	Fragentyp A

Welcher der genannten Zustände geht in der Regel nicht mit einer hämorrhagischen Diathese einher?

A. Vitamin-C-Mangel
B. Vitamin-D-Mangel
C. Vitamin-K-Mangel
D. Überempfindlichkeit gegenüber Sulfonamiden
E. Hochdosierte zytostatische Therapie

8.014	8.1/16.2	Fragentyp A

Welcher pathologisch-anatomische Befund ist bei großen intrazerebralen Blutungen nicht zu vermuten?

A. Aneurysma der Hirnbasisgefäße
B. Angiome der intrazerebralen Arterien
C. Maligne Tumoren
D. Hypertone Gefäßwanderkrankung
E. Aneurysma der Brückenvenen

8.015   8.1/16.2   Fragentyp A

Welches ist der häufigste Ort einer zerebralen Massenblutung?

A. Putamen-Claustrum-Gegend
B. Präzentralregion
C. Kleinhirnwurm
D. Pons
E. Temporallappen

8.016   8.1/16.2   Fragentyp A

Eine Subarachnoidalblutung wird am häufigsten verursacht durch (einen, eine)

A. Bluthochdruck
B. Herzstillstand
C. Hirntumoren
D. Ruptur eines beerenförmigen Hirnbasisarterien-Aneurysmas
E. Zerreißung von Brückenvenen

8.017   8.1/16.2   Fragentyp A

Welches der genannten Gefäße oder Gefäßsysteme spielt als Blutungsquelle der subduralen Hämatome die entscheidende Rolle?

A. Arteria meningea media
B. Brückenvenen
C. Arteria striatolenticularis
D. Arteria cerebri posterior
E. Circulus arteriosus Willisi

8.018   8.1   Fragentyp D

Welche Veränderungen können zu einem Hämatoperikard führen?

1) Ruptur von Aortenaneurysmen
2) Karzinombefall des Perikard
3) Entzündliche Erkrankungen
4) Herzinfarkte

8.019   8.1   Fragentyp A

Durch welchen Mechanismus wirkt eine massive Blutung in den Herzbeutel meist tödlich?

A. Hypovolämischer Schock
B. Kompression der Vorhöfe mit gestörter Füllung der Ventrikel
C. Kompression der Kammern mit Störung der Entleerung der Ventrikel
D. Kompression des Lungenhilus
E. Kompression der Koronararterien

8.020   8.1   Fragentyp A

Welche der folgenden krankhaften Veränderungen führt nicht zur Hämatemesis?

A. Ösophagusvarizen
B. Magenkarzinome
C. Erosive Gastritis
D. Ulcera duodeni
E. Colitis ulcerosa

8.021 8.1 Fragentyp A

Warum sind Blutungen aus größeren Venen häufig gefährlicher als Blutungen aus Arterien?

A. Wegen der langsamen Blutstromgeschwindigkeit in den Venen.
B. Weil das venöse Blut wesentlich langsamer gerinnt.
C. Wegen der Kontraktionsfähigkeit der arteriellen Muskulatur.
D. Weil die Venenklappen die Blutgerinnung beeinträchtigen.
E. Weil Arterien meist ein kleineres Lumen als Venen haben.

9. Anämien

9.001　　　　　　　9.1　　　　　　　　Fragentyp D

Welche Störungen der Erythrozyten können eine Anämie auslösen?

1) Vermehrter Abbau
2) Verminderte Bildung
3) Verkürzte Lebensdauer
4) Veränderte Form

9.002　　　　　　　9.1　　　　　　　　Fragentyp A

Welches ist die Hauptursache des Eisenmangels bei einer hypochromen Anämie?

A. Gestörter Eiseneinbau
B. Ungenügende Zufuhr mit der Nahrung
C. Vermehrter Verbrauch durch Hämolyse
D. Blutungen
E. Resorptionsstörungen

9.003　9.005
9.004　9.006　　　　9.1　　　　　　　　Fragentyp B

Liste 1　　　　　　　　　　　Liste 2

9.003 Perniziöse Anämie　　　A. Sphärozyten

9.004 Hypochrome Anämie　　　B. Störung der DNA-Synthese

9.005 Kongenitale hämolytische Anämie

C. Eisenmangel

9.006 Erworbene hämolytische Anämie

D. Kälteantikörper

E. Haarzellen

| 9.007 | 9.1 | Fragentyp D |

Welche Veränderungen im Magen-Darm-Trakt können zu einem Vitamin-B_{12}-Mangel führen?

1) Chronisch atrophisierende Gastritis im Antrum
2) Chronisch atrophisierende Gastritis im Korpus
3) Ulcus ventriculi
4) Zöliakie

| 9.008 | 9.1 | Fragentyp D |

Welche Folgeveränderungen treten bei einer über eine längere Zeit dauernden Anämie auf?

1) Hypoxämische Verfettung der Herzmuskelfasern
2) Zentrale Leberzellverfettung
3) Kompensatorische Hyperplasie des Knochenmarkes
4) Hämosiderose des Knochenmarkes

10. Erkrankungen der Atemwege

10.001　　　　　　　10.1　　　　　　　Fragentyp A

Welche morphologischen Veränderungen finden sich bei der einfachen chronischen Bronchitis?

A. Zunahme der Becherzellen im Oberflächenepithel
B. Abnahme der Becherzellen
C. Ausgeprägte rundzellige Infiltrate in der Bronchialwand
D. Eine vernarbende Entzündung
E. Flache Erosionen im Oberflächenepithel

10.002　　　　　　　10.1　　　　　　　Fragentyp D

Durch welche morphologischen Veränderungen ist die atrophische Bronchitis gekennzeichnet?

1) Fibrose der Submukosa
2) Schwund der Muskelfasern
3) Abbau des Knorpelgewebes
4) Gesteigerte Produktion eines zähen Schleimes

10.003　　　　　　　10.1　　　　　　　Fragentyp A

Was verursacht den Übergang der einfachen chronischen (katarrhalischen) Bronchitis in die chronische mukopurulente Bronchitis?

A. Steigerung der Tabakrauchinhalation
B. Rauchen ohne Filter
C. Bakterielle Superinfektion
D. Durchblutungsstörungen der Bronchialwand
E. Allergische Reaktionen

10.004   10.1   Fragentyp D

Über welche Mechanismen führt Tabakrauch zu den Symptomen der chronischen Bronchitis?

1) Sekretionsreiz
2) Lähmung der Zilien des Bronchialepithels
3) Konstriktion der Bronchien
4) Lähmung der Bronchialmuskulatur

10.005   10.1   Fragentyp D

Zu welchen Folgeveränderungen kann die chronische Bronchitis führen?

1) Bronchiektasen
2) Verschluß der Bronchiallichtung
3) Lungenemphysem
4) Asthma bronchiale

10.006   10.1   Fragentyp A

Wodurch werden die obstruktiven Ventilationsstörungen bei der chronischen Bronchitis in erster Linie hervorgerufen?

A. Befall der großen Bronchien
B. Plattenepithelmetaplasien
C. Verminderte Schleimproduktion
D. Hypertrophische Veränderungen
E. Befall der kleinen Bronchien und Bronchiolen

10.007	10.1	Fragentyp D

Welche Aussage(n) ist (sind) richtig?

1) Erworbene Bronchiektasen sind zylindrisch.
2) Erworbene Bronchiektasen sind sackförmig.
3) Bronchiektasen werden verursacht durch Sekretstau und chronische Entzündung mit irreversibler Zerstörung der Wandstruktur.
4) Bronchiektasen sind immer angeboren.

10.008	10.2	Fragentyp D

Welches sind die Hauptmerkmale des chronisch-substantiellen Lungenemphysems?

1) Reduktion der Alveolen
2) Reduktion der Blutkapillaren
3) Überdehnung des Respirationsraumes
4) Verminderte Schleimproduktion

10.009	10.2	Fragentyp C

Beim chronischen Emphysem ist der Luftgehalt der Lunge erniedrigt,

weil

die elastische Lungenfunktion erniedrigt ist.

10.010	10.013	10.016		
10.011	10.014	10.017		
10.012	10.015		10.2	Fragentyp B

Liste 1   Liste 2

10.010 Ausdruck des Alterungs-   A. Volumen pulmonum
       vorganges in den Lungen   auctum

10.011 Herdförmige Ausbildung   B. Akutes Emphysem

10.012 Asthma bronchiale   C. Seniles Emphysem

10.013 Langdauernde körperliche D. Sekundäres Emphysem
       Leistungen
                                 E. Interstitielles
10.014 Ertrinkungstod   Emphysem

10.015 Häufig traumatische
       Entstehung

10.016 Grobblasig und bullös

10.017 Kleinblasig und
       vesikulös

10.018	10.020		
10.019		10.2	Fragentyp B

Liste 1   Liste 2

10.018 Obstruktions-   A. Ventilstenose
       emphysem
                         B. Silikose
10.019 Überdehnungs-
       emphysem   C. Zwerchfellhochstand

10.020 Narben-   D. Thoraxdeformitäten
       emphysem
                         E. Linksherzversagen

10.021	10.2	Fragentyp D

Welche Folgen des chronisch-substantiellen Lungenemphysems können zum pulmonalen Hochdruck führen?

1) Reduktion der Lungenstrombahn
2) Verminderung der Vitalkapazität
3) Vasokonstriktion
4) Vergrößerung des Totraumes

10.022 10.2 Fragentyp D

Welche morphologischen und funktionellen Veränderungen führen zu einer gestörten alveolären Ventilation beim chronisch-substantiellen Lungenemphysem?

1) Reduktion der Kontaktflächen
2) Verkürzung der Kontaktzeit
3) Hyperventilation mit Abnahme der O_2-Sättigung
4) Verminderung der Vitalkapazität

10.023 10.3 Fragentyp C

Die Lungenatelektase ist immer ein sekundäres Phänomen,

weil

für die Entwicklung einer Atelektase die Verlegung der Bronchien notwendig ist.

10.024 10.3 Fragentyp D

Die fetale Atelektase findet sich

1) als mögliche Folge von zerebralen Blutungen
2) bei Mißbildungen
3) nach Fruchtwasseraspiration
4) nur bei Totgeborenen

10.025 10.3 Fragentyp C

Lang dauernde ausgedehntere Atelektasen führen nicht zur Entwicklung eines Cor pulmonale,

weil

zwar das alveoläre Parenchym reduziert ist, das Gefäßsystem aber unverändert bleibt.

10.026   10.3   Fragentyp C

Die vollständig negative Lungenschwimmprobe beim Kind
ist ausnahmslos als Zeichen der Totgeburt zu werten,

weil

bei einer Totgeburt auch eine positive Schwimmprobe
beobachtet werden kann.

10.027 10.030
10.028 10.031
10.029 10.032   10.3   Fragentyp B

Liste 1   Liste 2

10.027 Primäre Nicht-   A. Kompressionsatelektase
       entfaltung   B. Resorptionsatelektase
10.028 Endobronchialer Tumor
                             C. Fetale Atelektase
10.029 Hirntumor
                             D. Dystelektase
10.030 Zwerchfellhochstand
                             E. Diffuser Lungenkollaps
10.031 Enzephalitis

10.032 Kyphoskoliose

10.033   10.3   Fragentyp A

Für den Begriff "Dystelektase" trifft zu:

A. Volumen pulmonum minimum
B. Aufhebung des elastischen Spannungszustandes
C. Splenisation bei Hepatisation
D. Volumen pulmonum diminutum
E. Volumen pulmonum auctum

10.034	10.1	
	10.2	Fragentyp A

Das Cor pulmonale entsteht u.a. bei:

A. Chronisch-katarrhalischer Bronchitis
B. Chronischer mukopurulenter Bronchitis
C. Chronisch-obstruktiver Bronchitis
D. Asthma bronchiale
E. Asthma cardiale

11. Erkrankungen der Verdauungsorgane

11.001　　　　　　　11.1　　　　　　　Fragentyp A

Welche Aussage zur Gastritis ist richtig?

A. Die Gastritis ist eine irreversible, entzündliche Erkrankung der Magenschleimhaut.
B. Die Gastritis ist in ihrer chronischen Form als Präkanzerose zu bezeichnen.
C. Die Diagnose einer Gastritis ist nur durch morphologische Methoden sicher möglich.
D. Die chronische Gastritis führt immer zu Umbauprozessen in der Magenschleimhaut.
E. Die chronische Gastritis ist eine Alterskrankheit.

11.002　　　　　　　11.1　　　　　　　Fragentyp A

Wodurch ist die Oberflächengastritis morphologisch charakterisiert?

A. Durch die Lokalisation des entzündlichen Infiltrates zwischen den Magengrübchen bei unversehrten spezifischen Magendrüsen
B. Durch die Lokalisation des entzündlichen Infiltrates zwischen den Magengrübchen und einer Atrophie der spezifischen Magendrüsen
C. Durch die Lokalisation des entzündlichen Infiltrates in der Kardia- und Fundusschleimhaut bei unversehrtem Antrum
D. Durch ein Ödem in den oberen Partien der Lamina propria ohne zelluläre Infiltrate
E. Durch eine Entzündung, die auf die Schleimhaut begrenzt ist, bei intakter Struktur

11.003 11.1 Fragentyp A

Die chronisch-atrophische Gastritis ist gekennzeichnet durch

A. eine Atrophie des gesamten Magens
B. eine Atrophie der Muscularis mucosae
C. eine reaktive Hypertrophie der Muscularis propria
D. eine Atrophie der spezifischen Magendrüsen
E. eine Atrophie der Oberflächenepithelien

11.004 11.1 Fragentyp A

Wo sind die entzündlichen Infiltrate bei der chronisch-atrophischen Gastritis lokalisiert?

A. Zwischen den Grübchen
B. Zwischen den spezifischen Drüsen
C. In der gesamten Schleimhaut
D. In der Submukosa
E. Zwischen Muscularis mucosae und Schleimhaut

11.005 11.1 Fragentyp D

Welche Aussage(n) zur intestinalen Metaplasie ist (sind) richtig?

1) Die intestinale Metaplasie ist eine Präkanzerose.
2) Die intestinale Metaplasie tritt häufig als Folge einer Fehlregeneration im Rahmen einer chronisch-atrophischen Gastritis auf.
3) Die intestinale Metaplasie hat den Charakter einer Dysplasie.
4) Die intestinale Metaplasie kann resorptive Funktionen wie die Dünndarmschleimhaut erfüllen.

11.006	11.1	Fragentyp C

Die chronisch-atrophische Gastritis mit intestinaler Metaplasie im Antrum geht häufig mit einer perniziösen Anämie einher,

<u>weil</u>

es durch die Zerstörung der Antrumdrüsen zu einer reduzierten Aufnahme von Vitamin B_{12} kommt.

11.007 11.010 11.013
11.008 11.011
11.009 11.012	11.1	Fragentyp B

Liste 1   Liste 2

11.007 Perniziöse Anämie   A. Akute Gastritis

11.008 Infiltrate inter-   B. Chronische Oberflächen-
       foveolär   gastritis

11.009 Gastroduodenaler   C. Chronisch-atrophische
       Reflux   Gastritis im Antrum

11.010 Hypergastrinämie   D. Chronisch-atrophische
                                    Gastritis im Korpus
11.011 Positiver Beleg-
       zellantikörper   E. Chronisch-atrophische
                                    Gastritis mit intesti-
11.012 Meist reversibel   naler Metaplasie

11.013 Lokal immundestruk-
       tiver Prozeß

11.014	11.2	Fragentyp A

Welche Aussage zum Magen- oder Duodenalulkus ist richtig?

A. Das Ulkus ist ein oberflächlicher Substanzdefekt.
B. Ulzera werden allein durch Wirkung der Magensäure verursacht.
C. Ulzera sind Schleimhautnekrosen, die sich mindestens bis zur Muscularis mucosae ausdehnen.
D. Das Duodenal- und das Magenulkus sind häufig Karzinomvorläufer.
E. Ulzera entstehen nur auf dem Boden einer chronischen Entzündung.

11.015   11.2   Fragentyp C

Magen- und Duodenalulzera haben die gleiche Pathogenese,

weil

beide Ulkusformen auch die gleiche Altersinzidenz aufweisen.

11.016   11.2   Fragentyp D

Welche Schichten weist ein chronisches Ulcus pepticum mikroskopisch auf?

1) Zone der fibrinoiden Nekrose
2) Granulationsgewebsschicht
3) Narbenzone
4) Kallöse Schicht

11.017   11.2   Fragentyp A

Welches ist <u>keine</u> wichtige Komplikation des Duodenalulkus?

A. Blutung
B. Karzinomatöse Entartung
C. Perforation
D. Penetration
E. Pylorusstenose

11.018   11.3   Fragentyp A

Welche der folgenden Komponenten ist für die Leberzirrhose <u>nicht</u> wesentlich?

A. Umbau
B. Fibrose
C. Knotige Regeneration
D. Verlust der Funktion
E. Störung der intrahepatischen Zirkulation

11.019 11.3 Fragentyp D

Welche Vorgänge in der Leber führen zur Ausbildung einer Zirrhose?

1) Bildung aktiver bindegewebiger Septen
2) Parenchymuntergang
3) Parenchymregeneration
4) Bildung von passiven bindegewebigen Septen

11.020 11.3 Fragentyp D

Welche Folgen hat die mit dem Umbau einhergehende Störung der intrahepatischen Zirkulation bei der Leberzirrhose?

1) Ausbildung von intrahepatischen Kurzschlüssen
2) Minderperfusion des erhaltenen und regenerierenden Parenchyms
3) Portaler Hochdruck
4) Drucksteigerung in der Vena cava inferior

11.021 11.024 11.027
11.022 11.025
11.023 11.026   11.3 Fragentyp B

Liste 1   Liste 2

11.021 Abflußbehinderung der   A. Portale Zirrhose
       extrahepatischen Gal-
       lenwege   B. Postnekrotische
                                        Zirrhose
11.022 Passive Septen
                                     C. Primäre, biliäre
11.023 Chronisch-destruktive   Zirrhose
       nichteitrige Cholangitis
                                     D. Sekundäre, biliäre
11.024 Aktive Septen   Zirrhose

11.025 Chronisch-aggressive   E. Stauungszirrhose
       Hepatitis

11.026 Nekrotisierende Virus-
       hepatitis

11.027 Alkoholische Hepatitis

11.028   11.3   Fragentyp A

Welches ist die häufigste Ursache einer Leberzirrhose?

A. Virus-B-Hepatitis
B. Virus-A-Hepatitis
C. Alkoholabusus
D. Stoffwechselschäden
E. Biliäre Erkrankungen

11.029   11.3   Fragentyp D

Welche Faktoren sind für die Entstehung eines Aszites verantwortlich zu machen?

1) Gesteigerte Produktion von Leberlymphe
2) Verminderte Proteinsynthese
3) Erhöhung des Kapillardrucks im Pfortadergebiet
4) Abflußbehinderung der Leberlymphe

11.030   11.3   Fragentyp D

Welche der folgenden Veränderungen sind Komplikationen der Leberzirrhose?

1) Ösophagusvarizen
2) Pfortaderthrombose
3) Leberkoma
4) Hepatozelluläres Karzinom

11.031   11.3   Fragentyp A

Welches ist die sicherste Untersuchungsmethode für die Diagnose einer Leberzirrhose?

A. Leberszintigraphie
B. Laparoskopie
C. Bestimmung der Transaminase
D. Laparoskopie und Biopsie
E. Pfortaderangiographie

11.032   11.4   Fragentyp A

Welche Aussage zur Fettleber ist richtig?

A. Bis zu 6% des Trockengewichtes der normalen Leber
   sind histologisch nichtnachweisbare Fette.
B. Das Fett in der Leber wird immer in großen Vakuolen
   gespeichert.
C. Erst wenn der Fettgehalt der Leber 50% des Trockengewichtes übersteigt, wird das Fett auch histologisch nachweisbar.
D. Beim Diabetes mellitus kommt es häufig auch zu einer
   Verfettung der Zellkerne.
E. Bei der Fettleber wird hauptsächlich Cholesterin
   gespeichert.

11.033   11.4   Fragentyp C

Die fettige Degeneration der Leber ist häufig irreversibel,

weil

die Fett-Tröpfchen im Zytoplasma in den erweiterten
Zisternen des endoplasmatischen Retikulums fixiert
sind.

11.034   11.4   Fragentyp C

Auch schwerste Fettlebern können sich relativ schnell
zurückbilden, wenn die zugrunde liegende Noxe beseitigt
wird,

weil

bei der Leberzellverfettung die Fettvakuolen frei im
unstrukturierten Zytoplasma liegen.

11.035	11.4	Fragentyp A

Welcher ätiologische Faktor steht bei der Verursachung der Fettleber in Mitteleuropa im Vordergrund?

A. Diabetes mellitus
B. Alkoholkonsum
C. Hyperlipidämie
D. Luxusalimentation
E. Fehl- oder Mangelernährung

11.036	11.4	Fragentyp C

Die Fettleber besitzt keinen eigenständigen Krankheitswert,

weil

sie nicht die Folge einer Leberzellschädigung, sondern einer allgemeinen Stoffwechselstörung oder Krankheit ist.

11.037	11.4	Fragentyp C

Ein höherer Grad von Leberverfettung bedeutet eine erhöhte Zirrhosegefährdung,

weil

der erhöhte Fettgehalt die mesenchymalen Zellen stimuliert, Kollagen zu prodzieren.

11.038 11.4 Fragentyp A

Über welchen pathogenetischen Mechanismus wird beim Alkoholabusus die Leberzirrhose ausgelöst?

A. Leberzellverfettung
B. Fettige Degeneration der Leberzellen
C. Mottenfraßnekrosen
D. Portale Bindegewebsvermehrung
E. Disseminierte Einzelzellnekrosen und Ausbildung aktiver Septen

11.039 11.4 Fragentyp C

Die Diagnose einer Fettleber kann auch durch die Lipidelektrophorese gestellt werden,

weil

die Fettleber immer Veränderungen der Lipoproteine im Blut verursacht.

11.040 11.5 Fragentyp A

Welche Aussage zur akuten Pankreatitis ist richtig?

A. Die akute Pankreatitis ist in erster Linie die Folge einer Virusinfektion.
B. Der akuten Pankreatitis liegt eine enzymatische Selbstandauung des Organs zugrunde.
C. Die akute Pankreatitis ist die Folge einer peptischen Autodigestion des Organs.
D. Bei der Pankreatitis kommt es zu einer intravitalen Autolyse des exkretorischen Anteiles des Organs.
E. Die akute Pankreatitis kann durch hohe Antibiotikagaben im frühen Stadium beherrscht werden.

11.041   11.5   Fragentyp D

Welche Mechanismen schützen das Pankreas vor Selbstverdauung?

1) Produktion eines Inhibitors
2) Kontinuierliche Ableitung des Sekrets in das Duodenum
3) Schleimbarriere der Gangepithelien
4) Aufrechterhaltung einer gerichteten Permeabilität der Azinuszellmembran

11.042   11.5   Fragentyp A

Welcher der folgenden Mechanismen ist kein pathogenetischer Faktor für die Entstehung der Pankreatitis?

A. Abflußbehinderung des Bauchspeichels
B. Sekretionsreiz
C. Aktivierung der Speichelenzyme
D. Verlust des Verdauungsschutzes des Drüsenparenchyms
E. Aktivierung der Inselzellen

11.043   11.5   Fragentyp A

Welches Enzym ist für die hämorrhagische Komponente der Pankreatitis verantwortlich?

A. Trypsin
B. Phospholipase
C. Kollagenase
D. Elastase
E. Amylase

11.044   11.5   Fragentyp D

Welche Veränderungen stehen bei der akuten Pankreatitis makroskopisch im Vordergrund?

1) Schwellung, Ödem
2) Induration
3) Fettnekroseherde
4) Abszeßbildung

11.045   11.5   Fragentyp D

Welche Mechanismen lösen bei der Pankreatitis den Schock aus?

1) Blutungen in das Duodenum
2) Vasoaktive Kinine
3) Enzymtoxische Kardiopathie
4) Hypovolämie durch Plasmaverlust im Entzündungsgebiet

11.046   11.5   Fragentyp D

Welche Folgezustände können nach einer akuten Pankreatitis auftreten?

1) Restitutio ad integrum
2) Rezidivierende, akute Pankreatitis
3) Zysten, Abszesse
4) Chronisch-rezidivierende Pankreatitis

12. Erkrankungen der Niere, der ableitenden Harnwege und der Prostata

12.001 12.1 Fragentyp A

Welche Aussage zur Pathogenese der Immunkomplexnephritis ist nicht richtig?

A. Eine Immunkomplexnephritis kann 7 - 21 Tage nach einer Infektion mit hämolysierenden Streptokokken auftreten.
B. Die Voraussetzung zur Auslösung einer Immunkomplexnephritis ist die Bildung von löslichen Antigen- und Antikörperkomplexen.
C. Die Antigen-Antikörper-Komplexe präzipitieren an der Außenseite der Basalmembran der Glomeruli.
D. Die präzipitierten Antigen-Antikörper-Komplexe lösen eine Antigenität der Basalmembran mit einer Bildung von entsprechenden Antikörpern aus.
E. Die Immunkomplexe lösen unter Komplementverbrauch und Aktivierung die entzündlichen Veränderungen aus.

12.002 12.1 Fragentyp D

Wodurch ist die Antibasalmembran-Nephritis charakterisiert?

1) Ausbildung einer rapid-progressiv verlaufenden Glomerulonephritis
2) Ausbildung einer milde verlaufenden fokalsegmentalen Glomerulonephritis
3) Lineare Ablagerung von Antikörpern an der Basalmembran
4) Ausbildung einer nodulären Glomerulosklerose

12.003　　　　　　　　12.1　　　　　　　　　Fragentyp C

Die diffusen und herdförmigen Glomerulonephritiden rechnet man zu den allergischen Nierenerkrankungen,

weil

sie durch allergische Reaktion gegenüber der Basalmembran ausgelöst werden.

12.004　　　　　　　　12.1　　　　　　　　　Fragentyp D

Welche Veränderungen sind für die IgA-Nephritis charakteristisch?

1) Ausbildung einer fokalen Glomerulonephritis
2) Lichtoptisch nachweisbare fibrinoide Depots in den Mesangien
3) Makrohämaturie
4) Immunfluoreszenzmikroskopisch sichtbare Ablagerung von IgA in den Mesangien der Glomeruli

12.005　　　　　　　　12.1　　　　　　　　　Fragentyp A

Welche Aussage zur exsudativ-proliferativen Glomerulonephritis ist richtig?

A. Die Erkrankung tritt nur nach Streptokokkeninfektion auf.
B. Bei der Erkrankung kommt es zu einer Proliferation der Deckzellen der Bowmanschen Kapsel.
C. Wenn bei der Entwicklung dieser Erkrankung gegen Nierengewebe gerichtete Antigen-Antikörper-Komplexe beteiligt sind, werden die Glomeruli plasmazellulär infiltriert.
D. Das Exsudat führt zu einer Schrumpfung der Glomeruli.
E. Durch die Zellvermehrung im Mesangium und das Exsudat werden die Kapillaren eingeengt.

12.006	12.1	Fragentyp A

Welche Aussage zur mesangioproliferativen Glomerulonephritis ist nicht richtig?

A. Jeder mesangioproliferativen Glomerulonephritis geht eine akute exsudativ-proliferative Glomerulonephritis voraus.
B. Die mesangioproliferative Glomerulonephritis kann auch als solche ohne exsudativ-proliferative Glomerulonephritis entstehen.
C. Die mesangioproliferative Glomerulonephritis kann über Monate und Jahre persistieren.
D. Die Proliferation der Mesangiumzellen kann zu einer Zerstörung der Glomeruli führen.
E. Die schwere Verlaufsform der mesangioproliferativen Glomerulonephritis ist durch das Auftreten von Deckzellproliferaten der Bowmanschen Kapsel gekennzeichnet.

12.007	12.1	Fragentyp D

Durch welche morphologischen Parameter ist die rapidprogressive Glomerulonephritis gekennzeichnet?

1) Halbmondbildung
2) Exsudation von Neutrophilen
3) Glomeruläre Nekrosen
4) Ausgeprägte Proliferation der Kapillarendothelien

12.008	12.1	Fragentyp D

Wodurch ist die membranöse Glomerulonephritis charakterisiert?

1) Verbreiterung der Basalmembran
2) Elektronenoptisch nachweisbare "spikes" an der Außenseite der Basalmembran
3) Ablagerung von Immunkomplexen und Komplement an den Außenseiten der Basalmembran
4) Häufige Entwicklung einer Hypertonie

12.009   12.1   Fragentyp A

Welche morphologischen Veränderungen sind bei der Minimalglomerulonephritis licht- oder elektronenmikroskopisch zu finden?

A. Fokale fibrinoide Nekrosen in den Kapillarschlingen
B. Verschwinden der Fußfortsätze der Glomerulusdeckzellen
C. Segmentale Hyalinose der Glomeruli
D. Ausbildung sog. "spikes" an der Basalmembran
E. Sog. "humps" an der Basalmembran

12.010 12.013
12.011 12.014
12.012   12.1   Fragentyp B

Liste 1

12.010 Exsudativ-proliferative Glomerulonephritis
12.011 Mesangial-proliferative Glomerulonephritis
12.012 Rapid-progressive Glomerulonephritis
12.013 Membranöse Glomerulonephritis
12.014 Minimalglomerulonephritis

Liste 2

A. Subepitheliale Ablagerung von Immunglobulinen
B. IgA-Ablagerung im Mesangium
C. Granulär-noduläre Immunkomplexablagerung an den Außenseiten der Basalmembran
D. Lineare Immunglobulinablagerungen an der Basalmembran
E. Feinfaserige Eiweißpräzipitate zwischen Endothel und Basalmembran

12.015 12.1 Fragentyp A

Welche Veränderungen sind in Schrumpfnieren nach einer chronischen Glomerulonephritis nicht zu finden?

A. Verschmälerung der Rinde
B. Nekrose der Papillenspitzen
C. Atrophie der Tubuli
D. Mediahyperplasie der Arterien
E. Zunahme des Zwischengewebes

12.016 12.1 Fragentyp D

Zu welchen pathologisch-anatomischen Veränderungen kann die Urämie führen?

1) Fibrinöse Entzündung der serösen Häute
2) Hyperplasie der Epithelkörperchen
3) Hirnödem
4) Osteoporose

12.017 12.1 Fragentyp C

Bei der chronischen Urämie kommt es zu einer Fibroosteoklasie des Knochens,

weil

in der Niere die Produktion von Vitamin D gestört ist.

12.018 12.1 Fragentyp C

Bei der chronischen Urämie tritt häufig eine Hyperplasie der Epithelkörperchen auf,

weil

unter anderem im Dünndarm zu wenig Kalzium resorbiert wird.

12.019   12.1   Fragentyp A

Welches ist die häufigste Todesursache bei der chronischen Glomerulonephritis?

A. Hirnmassenblutung als Folge der renalen Hypertonie
B. Perikarditis
C. Linksherzversagen infolge der Hypertonie
D. Urämie
E. Magen-Darm-Blutungen

12.020   12.1   Fragentyp D

Welche Methoden eignen sich am besten für die Beurteilung einer Glomerulonephritis?

1) Elektronenmikroskopie
2) Immunfluoreszenzmikroskopie
3) Nierenszintigraphie
4) Lichtmikroskopie

12.021   12.2   Fragentyp D

Welche Aussage zur akuten Pyelonephritis ist richtig?

1) Die Pyelonephritis entsteht meistens hämatogen.
2) Auch bei einer hämatogenen Infektion kann das Nierenbecken mitgriffen werden.
3) Bei schwerer Verlaufsform der Pyelonephritis kann es zur Urämie kommen.
4) Die Pyonephrose als Komplikation entsteht nur bei hämatogenem Infektionsweg.

| 12.022 | 12.2 | Fragentyp A |

Welche morphologischen Veränderungen sind bei der akuten Pyelonephritis nicht nachzuweisen?

A. Multiple, kleine, gelbliche Knötchen auf der Oberfläche
B. Keilförmige Entzündungsherde in der Rinde
C. Streifenförmige Leukozytenansammlungen
D. Nekrose von Glomeruli und Tubuli
E. Fibrinoide Nekrose der Arteriolen

| 12.023 | 12.2 | Fragentyp D |

Welche Komplikationen können bei der akuten Pyelonephritis beobachtet werden?

1) Paranephritischer Abszeß
2) Übergang in eine chronische Pyelonephritis
3) Pyonephrose
4) Septikopyämie

| 12.024 | 12.2 | Fragentyp C |

Bei der chronischen Pyelonephritis ist die Niere verkleinert,

weil

ein Großteil des Parenchyms durch Narbengewebe ersetzt ist.

12.025   12.2   Fragentyp A

In einer pyelonephritischen Schrumpfniere sind regelmäßig folgende pathologisch-anatomischen Befunde zu erheben, außer:

A. Infiltrate aus Lymphozyten, Plasmazellen, Histiozyten
B. Narbengewebe
C. Halbmondbildung an der Bowman-Kapsel
D. Lymphfollikel
E. Tubulusgruppen mit kolloidähnlichem, eingedicktem Harn

12.026   12.2   Fragentyp D

Durch welche Mechanismen werden die Glomeruli in den Entzündungsprozeß bei der chronischen Pyelonephritis miteinbezogen?

1) Kompression von außen durch Wucherung der bindegewebigen Kapsel
2) Übergreifen von entzündlichen Prozessen aus dem Interstitium
3) Kollaps bei sekundärer, sklerotischer Verengerung des Vas afferens
4) Proliferative Herdglomerulitis infolge Überlastung der noch erhaltenen Abschnitte

12.027   12.2   Fragentyp C

Die Pyelonephritis ist eine interstitielle Nephritis,

weil

sich der entzündliche Prozeß im Interstitium abspielt und nicht auf die Glomeruli übergreift.

12.028   12.2   Fragentyp D

Welches sind die häufigsten Komplikationen bei der chronischen Pyelonephritis?

1) Urämie
2) Sepsis
3) Hypertonie
4) Amyloidose

12.029   12.3   Fragentyp D

Welche Substanzen werden beim nephrotischen Syndrom vermehrt durch die Niere ausgeschieden?

1) Phosphate
2) Lipide
3) Glukose
4) Proteine

12.030   12.3   Fragentyp C

Beim nephrotischen Syndrom werden auch Lipide ausgeschieden,

weil

es zu einer Verfettung der Tubulusepithelien kommt.

12.031   12.3   Fragentyp A

Folgende krankhafte Veränderungen an der Niere können ein nephrotisches Syndrom auslösen, außer:

A. Nierenvenenthrombose
B. Amyloidnephrose
C. Glomerulonephritis
D. Minimalglomerulonephritis
E. Nierenarterienstenose

12.032	12.3	Fragentyp D

Wie äußert sich eine chronische Stauung im großen Kreislauf an den Nieren?

1) Durchlässigkeit der glomerulären Kapillaren für Eiweiß
2) Vergrößerung der Nieren
3) Stauungsproteinurie
4) Ausgedehnte Parenchymuntergänge mit nachfolgender Fibrose

12.033	12.3	Fragentyp C

Beim nephrotischen Syndrom treten häufig Ödeme auf,

<u>weil</u>

es durch die ausgeprägte Proteinurie zu einer Hypoproteinämie kommt.

12.034	12.3	Fragentyp D

Welche Folge hat das nephrotische Syndrom an den Nieren?

1) Eiweißzylinder in den Tubuluslichtungen
2) Hyalintropfige Eiweißspeicherung in den Tubulusepithelien
3) Verfettung der Tubulusepithelien
4) Nierensteine

12.035	12.4	Fragentyp A

Welche Aussage zur Hyperplasie der Prostata ist richtig?

A. Die noduläre Prostatahyperplasie ist eine hormonell gesteuerte Vergrößerung der Prostata.
B. Die Knoten bestehen ausschließlich aus proliferierenden Drüsenschläuchen.

C. Die Knoten bestehen ausschließlich aus proliferierendem, fibromuskulärem Stroma.
D. Eine myomatöse Hyperplasie schließt eine adenomatöse Hyperplasie aus.
E. Die hormonell bedingte Vergrößerung der Prostata ist eine Hypertrophie.

12.036　　　　　　　12.4　　　　　　　Fragentyp C

Die adenomatösen Knoten der Prostatahyperplasie gehen von den paraurethralen Drüsen aus,

weil

diese besonders auf Testosterone ansprechen.

12.037　　　　　　　12.4　　　　　　　Fragentyp C

Bei der nodulären Prostatahyperplasie kommt es häufig zu einer malignen Entartung der proliferierenden paraurethralen Drüsen,

weil

diese besonders auf die Wirkung der Testosterone ansprechen und durch Östrogene im Wachstum gehindert werden.

12.038　　　　　　　12.4　　　　　　　Fragentyp D

Welche Folgen hat die noduläre Hyperplasie der Prostata im Bereich der ableitenden Harnwege?

1) Balkenharnblase
2) Häufige Tumoren in der Harnblase
3) Harninfektionen
4) Urethrastrikturen

13. Morphologische Veränderungen bei Stoffwechselkrankheiten

13.001   13.1   Fragentyp D

Folgende Begriffe sind für alle Typen des manifesten Diabetes mellitus richtig:

1) Hyperglykämie und Glukosurie
2) Immer niedrige Insulinreserve
3) Erhöhte Infektionsbereitschaft
4) Fehlende Erblichkeit

13.002   13.1   Fragentyp D

Für den chronischen juvenilen Diabetes mellitus trifft zu:

1) Häufig diffuse Atrophie des Pankreas
2) Geringer Rest an B-Zellen in Pankreasinseln
3) Numerische Atrophie der Pankreasinseln
4) Oft vergrößerte Langerhanssche Inseln

13.003   1.31   Fragentyp A

Kleinzellige intra- und periinsuläre Infiltrate finden sich im Pankreas sehr häufig bei

A. jeder Form des Diabetes mellitus
B. Altersdiabetes
C. jeder Form des juvenilen Diabetes
D. akutem juvenilen Diabetes mellitus
E. chronischem juvenilen Diabetes mellitus

13.004   13.1   Fragentyp C

Beim akuten juvenilen Diabetes mellitus besteht ein relativer Insulinmangel,

weil

die Anzahl der B-Zellen in den Pankreasinseln bei dieser Form des Diabetes bis auf durchschnittlich 10% ihrer Normalzahl reduziert ist.

13.005   13.1   Fragentyp D

Folgende morphologische Veränderungen können beim Diabetes mellitus auftreten:

1) Armanni-Ebstein-Zellen
2) Lochkerne in der Leber
3) Noduläre Mesangium-Hyalinose renaler Glomeruli
4) Diffuse Mesangium-Hyalinose renaler Glomeruli

13.006   13.1   Fragentyp C

Der Verfettungsgrad des Leberparenchyms hat eine direkte Beziehung zur Schwere des Diabetes mellitus,

weil

die Fettleber ein regelmäßig auftretender Befund beim juvenilen Diabetes mellitus ist.

13.007   13.1   Fragentyp D

Eine direkte Auswirkung der Stoffwechselstörung beim Diabetes mellitus kann beobachtet werden an den (der)

1) Kapillaren
2) mittleren und größeren Arterien
3) kleinen Arterien und Arteriolen
4) Aorta

13.008   13.1   Fragentyp A

Armanni-Ebstein-Zellen sind

A. geschwollene und degranulierte Pankreasinselzellen
B. glykogenspeichernde Epithelzellen der Nieren
C. Leberzellen mit Speicherung von Kernglykogen
D. perivenoläre Kardiohistiozyten bei Diabetes mellitus
E. degenerierte Nierenepithelzellen mit Plasmahyalinose

13.009   13.1   Fragentyp C

Beim latenten Diabetes mellitus ist die Glucose-Toleranz vermindert,

weil

es bereits beim latenten Diabetes mellitus zu einer Speicherung von Glykogen in den Leberzellkernen kommen kann.

13.010   13.1   Fragentyp D

Für den latenten und für den klinisch manifesten Diabetes mellitus kann folgendes zutreffen:

1) Erhaltene Insulinreserve
2) Normale B-Zellzahl der Pankreasinseln
3) Auslösung durch zusätzliche Erkrankung
4) Normale Glucose-Toleranz

13.011   13.1   Fragentyp A

Die folgende Veränderung der Pankreasinseln wird beim Altersdiabetes im allgemeinen nicht beobachtet:

A. Atrophie
B. B-Zellschwund
C. Insulitis
D. Hylinose
E. Fetteinlagerung

13.012   13.1   Fragentyp D

Folgende Veränderungen gehören zur diabetischen Nephropathie:

1) Wandhyalinose von Arteriolen
2) Häufige Pyelonephritis
3) Glomerulosklerose
4) Chronische Glomerulonephritis

13.013   13.1   Fragentyp A

Zur diabetischen Hepatopathie gehört nicht

A. die Ausbildung von Lochkernen
B. eine Verfettung der Leberzellen
C. eine Vergrößerung der Leber
D. die Ausbildung von Armanni-Ebstein-Zellen
E. eine Verfettung von Sternzellen

13.014   13.1   Fragentyp A

Bei der diabetischen Embryopathie werden im allgemeinen nicht beobachtet:

A. "Riesenbabies" über 4,5 kg
B. Hepatosplenomegalie
C. Gesteigerte extramedulläre Blutbildung
D. Inselzellhyperplasie
E. Verminderte Insulinbildung des fetalen Inselsystems

13.015   13.1   Fragentyp D

Bei bakteriellen Infekten im Rahmen eines Diabetes mellitus entsteht sehr häufig eine

1) Pankreatitis
2) Pyelonephritis
3) Gastritis
4) Pyodermie

13.016	13.2	Fragentyp D

Für die Pseudogicht trifft folgendes zu:

1) Schmerzanfälle treten nicht auf
2) Ablagerung von Kalziumpyrophosphat
3) Hyperkalzämie
4) Idiopathische Erkrankung

13.017	13.2	Fragentyp D

Zu den Stoffwechselkrankheiten mit möglicher Substanzablagerung im Knorpelgewebe von Gelenken gehört oder gehören:

1) Amyloidose
2) Pseudogicht
3) Alkaptonurie
4) Gicht

13.018	13.2	Fragentyp A

Welche der folgenden Feststellungen über die Gicht ist <u>falsch</u>?

A. Uratkristalle bewirken eine Zerstörung von Lysosomen.
B. Zehengrundgelenke sind besonders häufig befallen.
C. Tophi bilden sich nur im periartikulären Gewebe.
D. Eine Arthrosis deformans kann sich sekundär entwickeln.
E. Häufiges Vorkommen zusammen mit Diabetes mellitus.

13.019 13.2 Fragentyp C

Gichttophi zeichnen sich durch eine zentrale Nekrose mit umgebendem tuberkuloidem Granulationsgewebe aus,

weil

die Ablagerung von Mononatrium-Urat und ihre Folgen eine Fremdkörperreaktion zeitigt.

13.020 13.2 Fragentyp D

Häufige Begleiterscheinung oder Komplikation der Gicht ist oder sind:

1) Arterielle Hypertension
2) Glomerulonephrose
3) Pyelonephritis
4) Nephrohydrose

13.021 13.2 Fragentyp C

Im Verlaufe einer Arthritis urica kann sich eine deformierende Arthrose entwickeln,

weil

die spezifische Kristallablagerung primär in der Gelenkkapsel stattfindet und dann auf den Gelenkknorpel übergreift.

13.022 13.3 Fragentyp A

Für die idiopathische Hämochromatose trifft folgendes nicht zu:

A. Familiäre Stoffwechselkrankheit
B. Ablagerung hämoglobinogenen Eisens
C. Mangel an Gastroferrin im Magensaft
D. Vermehrte Ablagerung von Melanin in der Haut
E. Mögliche Entwicklung eines Diabetes mellitus

13.023   13.3   Fragentyp C

Auch die sog. sekundäre Hämochromatose beruht immer auf einer genetischen Störung,

weil

die sekundäre Hämochromatose infolge einer angeborenen hämolytischen Anämie entstehen kann.

13.024   13.3   Fragentyp A

Folgende morphologisch-funktionelle Veränderungen werden als direkte Folge einer Hämochromatose nicht beobachtet:

A. Niere: durch eisenreiche Eiweißzylinder verstopfte Kanälchen, Nephrohydrose, Parenchymschrumpfung
B. Pankreas: Eisenablagerung in exo- und endokrinem Gewebe, Atrophie, Fibrose
C. Leber: Parenchymuntergang mit Entwicklung einer Zirrhose
D. Haut: Ablagerung von Eisen und Vermehrung eisenfreien Pigmentes
E. Herz: Eisenablagerung im Myokard, Degeneration von Muskelfasern, myokardiale Insuffizienz

13.025   13.028
13.026   13.029
13.027   13.3   Fragentyp B

Liste 1   Liste 2

13.025 Hämochromatose   A. Sog. Pankreaszirrhose
13.026 Gicht   B. Hepatolentikuläre Degeneration
13.027 Pseudogicht
13.028 Juveniler Dia-   C. Kalziumsalzablagerung in Knorpel
       betes mellitus
13.029 Morbus Wilson   D. Renale Fremdkörpergranulome
                            E. Entzündliche Polynesiopathie

14. Morphologische Grundlagen bei Funktionsstörungen endokriner Organe

14.001 14.1 Fragentyp D

Zu endokrinen Veränderungen mit reinem Überfunktionssyndrom gehört oder gehören:

1) Schilddrüsenhypoplasie
2) Jodmangelstruma
3) Kongenitales adrenogenitales Syndrom
4) Struma basedowiana

14.002 14.1 Fragentyp A

Zum Cushing-Syndrom gehört nicht:

A. Arterielle Hypertension
B. Stammfettsucht
C. Obligatorischer Diabetes mellitus
D. Osteoporose
E. Starke Körperbehaarung

14.003 14.1 Fragentyp D

Zu den möglichen Schilddrüsenveränderungen bei Hyperthyreose gehört oder gehören:

1) Geringer Kolloidgehalt
2) Epithelproliferate und lymphozytäre Infiltrate
3) Diffuse Organvergrößerung
4) Solitäres Adenom

14.004   14.1   Fragentyp A

Die Möglichkeit einer Unterscheidung zwischen einem solitären toxischen Adenom und einer Struma nodosa basedowificata der Schilddrüse besteht in (einer, einem)

A. Hypertrophie des Epithels bei dem Adenom
B. spärlichen Kolloidgehalt des Adenoms
C. soliden Epithelproliferaten beim Adenom
D. Atrophie des umgebenden Schilddrüsengewebes beim Adenom
E. Es gibt keine Unterscheidungsmöglichkeit.

14.005   14.1   Fragentyp A

Das klinisch wichtigste Erfolgsorgan bei einem Morbus Basedow ist

A. das Herz
B. die Leber
C. das Pankreas
D. die Niere
E. die Nebenniere

14.006   14.1   Fragentyp D

Welche der folgenden Störungen kann oder können bei einem Inselzelladenom auftreten?

1) Diabetes mellitus
2) Hypoglykämische Krisen
3) Ulcera ventriculi
4) Hypokaliämie

14.007   14.1   Fragentyp A

Die folgende Feststellung über den primären Hyperparathyreoidismus ist falsch:

A. Auftreten meist bei primärer Hyperplasie
B. Sekundärer Knochenabbau mit Fibrose
C. Sekundäre Ausbildung sog. brauner Knochentumoren
D. Mögliche Komplikation durch Magen-Duodenalulkus
E. Mögliche Komplikation durch Pankreatitis

14.008   14.2   Fragentyp A

Für die Jodmangelstruma trifft folgendes zu:

A. Sehr häufige mikroskopische Zeichen der Hyperrhoe.
B. Die parenchymatöse Struma ist meist kolloidreich.
C. Die Organvergrößerung ist nicht immer diffus.
D. Eine adenomatöse Hyperplasie wird nicht beobachtet.
E. Das Wachstum der Schilddrüse beruht auf der Auswirkung eines Thyrotropin-Überschusses.

14.009   14.2   Fragentyp C

Die Nebennierenrindenhyperplasie ist regelmäßig mit einem endokrinen Krankheitsbild verbunden,

weil

es bei der unspezifischen Dauerbelastung des Hypophysen-Nebennierenrinden-Systems zu dieser Hyperplasie kommt.

14.010   14.3   Fragentyp C

Beim Ausfall des Hypophysenvorderlappens wird in der Schilddrüse und Nebennierenrinde eine Basalsekretion aufrechterhalten,

weil

der Panhypopituitarismus jahrelang überlebt werden kann.

14.011   14.3   Fragentyp A

Folgende Feststellung trifft für die Hypophysenvorder-
lappeninsuffizienz nicht zu:

A. Es handelt sich nicht immer um einen Panhypotuitaris-
   mus.
B. Ein eindeutiges morphologisches Substrat kann fehlen.
C. Es kann zu einem Zwergwuchs kommen.
D. Eine Akromegalie kann sich beim Erwachsenen ent-
   wickeln.
E. Der Panhypopituitarismus ist jahrelang mit dem Leben
   vereinbar.

14.012   14.3   Fragentyp A

Für das angeborene adrenogenitale Syndrom trifft zu:

A. Diffuse Nebennierenrindenhyperplasie
B. Häufig vermehrte Glukokortikoidproduktion
C. Pseudohermaphroditismus masculinus internus
D. Häufige Feminisierung der Knaben
E. Metrorrhagien

14.013   14.3   Fragentyp C

Bei der Struma lymphomatosa Hashimoto kann es zu einer
verstärkten allgemeinen Arteriosklerose kommen,

weil

bei dieser Struma eine Hyperthyreose entsteht.

14.014　　　　　　　　14.3　　　　　　　　Fragentyp D

Für die Struma lymphomatosa Hashimoto trifft zu:

1) Diffuse Vergrößerung der Schilddrüse
2) Atrophie des Schilddrüsenparenchyms
3) Ausbildung von Autoantikörpern
4) Vorwiegend lymphozytäre Infiltration

14.015　　　　　　　　14.3　　　　　　　　Fragentyp A

Welche der folgenden Feststellungen über die Struma lymphomatosa Hashimoto ist falsch?

A. Akuter Verlauf der Erkrankung
B. Diffuse lymphozytäre Infiltration
C. Humorale und zellständige Autoantikörper
D. Ausbildung von Lymphfollikeln und Fibrose
E. Reproduzierbarkeit im Tierexperiment

14.016　　　　　　　　14.3　　　　　　　　Fragentyp A

Für den Morbus Addison trifft nicht zu:

A. Häufig bei Nebennieren-Tuberkulose
B. Selten bei den häufigen Nebennierenmetastasen eines Bronchialkarzinoms
C. Mögliche Entstehung auf dem Boden einer Autoimmunkrankheit
D. Akute globale Insuffizienz der Nebennierenrinde
E. Vermehrte Ablagerung von Melanin in der Haut

14.017   14.3   Fragentyp C

Bei der testikulären Feminisierung besteht ein Unterfunktionssyndrom,

weil

das gebildete Testosteron im Bereich der Erfolgsorgane nicht reduziert werden kann.

14.018   14.3   Fragentyp A

Bei der testikulären Feminisierung sind folgende Befunde zu erheben, außer:

A. Leistenhoden
B. Weibliches Kerngeschlecht
C. Weibliches äußeres Genitale
D. Weiblicher Körperbau
E. Mangelhafte Dihydrotestosteron-Bildung

14.019   14.022   14.1
14.020   14.023   14.2
14.021   14.024   14.3   Fragentyp B

Liste 1   Liste 2

14.019 Anpassungshyperplasie   A. Testikuläre Feminisierung
14.020 Genetischer Enzymdefekt
14.021 Endorganresistenz   B. Hypophysennekrose
14.022 Reye-Sheehan-Syndrom   C. Basophiles Hypophysenadenom
14.023 Cushing-Syndrom
14.024 Kachexie (Simmonds)   D. Jodmangelstruma
                                 E. Kongenitales adrenogenitales Syndrom

14.025	14.028	14.031	14.1	
14.026	14.029		14.2	
14.027	14.030		14.3	Fragentyp B

Liste 1

14.025 Morbus Addison

14.026 Morbus Cushing

14.027 Nebennierenadenom der Zona reticularis

14.028 Conn-Syndrom

14.029 Pankreasinseladenom

14.030 Nebenschilddrüsenadenom

14.031 Erworbenes adrenogenitales Syndrom

Liste 2

A. Hyperpigmentation der Haut

B. Arterielle Hypertension

C. Verner-Morrison-Syndrom

D. Nephrolithiasis

E. Virilisierung

15. Erkrankungen des Bewegungsapparates

15.001   15.1   Fragentyp C

Im Verlauf einer rheumatoiden Arthritis kann sich eine Amyloidose vom Periretikulinfasertyp entwickeln,

weil

bei der rheumatoiden Arthritis eine überschießende und lang dauernde Antigenstimulation besteht.

15.002   15.1   Fragentyp D

Folgende Merkmale sind charakteristisch für eine rheumatoide Arthritis:

1) Exsudativ-proliferative Synoviitis als Anfangsstadium
2) Ausbildung eines fibrosierenden Pannus
3) Fibröse Ankylose als Finalstadium
4) Beginn der Erkrankung an den großen Gelenken

15.003   15.1   Fragentyp D

Für die primär chronische Arthritis ist richtig:

1) Kinder werden nicht betroffen
2) Sehr selten nach dem 6. Lebensjahrzehnt
3) Auftreten meistens als Sekundärkrankheit
4) Frauen sind am häufigsten betroffen

15.004   15.1   Fragentyp A

Die rheumatoide Arthritis beginnt histologisch mit

A. ausgedehnten Lymphozyteninfiltraten
B. Ausbildung mehrkerniger synovialer Riesenzellen
C. fibrinoider Durchtränkung der Synovialis
D. Fibrinbelägen auf den Gelenkknorpeln
E. Fibrinbelägen auf den Synovialiszotten

15.005   15.1   Fragentyp C

Bei der rheumatoiden Arthritis wird zuerst der nicht-belastete Knorpel zerstört,

weil

die Zerstörung des Knorpels zur späteren Ankylose beiträgt.

15.006   15.1   Fragentyp D

Für die rheumatoide Arthritis ist (oder sind) folgende Festellung(en) falsch:

1) Entwicklung einer Fremdkörperreaktion
2) Zuerst Befall des belasteten Knorpels
3) Kein Befall des Knochens
4) Beginn immer polyartikulär

15.007   15.1   Fragentyp C

Bei der rheumatoiden Arthritis handelt es sich vermutlich um eine Autoimmunkrankheit,

weil

die Erkrankung möglicherweise durch eine Infektion ausgelöst wird.

15.008 15.1 Fragentyp A

Charakteristisch für die rheumatoide Arthritis ist:

A. Befall der distalen Fingergelenke
B. Ulnare Deviation der Finger
C. Kniegelenke bleiben frei
D. Ellenbogengelenke werden nicht befallen
E. Beginn als Chondritis

15.009 15.2 Fragentyp D

Zu der progressiven Muskeldystrophie Typ Duchenne paßt:

1) Befall des weiblichen Geschlechts
2) Später Beginn
3) Im Schulterbereich ausgebreitet
4) Mögliche Pseudohypertrophie der Muskulatur

15.010 15.2 Fragentyp D

Welche Erkrankungen sind durch die histologischen Untersuchungen von Muskelbiopsien zu diagnostizieren?

1) Neurogene Myopathien
2) Myositiden
3) Primäre und sekundäre Myopathien
4) Vaskulitiden

15.011 15.2 Fragentyp C

Beim Ausfall von Vorderhornzellen im Rückenmark kommt es zu einer numerischen Atrophie der Skeletmuskulatur,

weil

dabei nur die vom entsprechenden geschädigten Neuron abhängigen Muskelfasern atrophisch werden.

15.012	15.015		
15.013	15.016		
15.014	15.017	15.2	Fragentyp B

Myopathien

Liste 1

15.012 Einschränkung der Muskeltätigkeit

15.013 Poliomyelitis

15.014 Progressive Muskeldystrophie

15.015 "Body building"

15.016 Amyotrophische Lateralsklerose

15.017 Spinale Muskelatrophie

Liste 2

A. Felderförmige Atrophie

B. Einfache Atrophie

C. Numerische Atrophie

D. Hypertrophie

E. Hyperplasie

15.018	15.2	Fragentyp D

Welche Aussage zu entzündlichen Muskelerkrankungen sind richtig?

1) Bei der Trichinose kommt es zu einer nichteitrigen Myositis.
2) Bei der Sarkoidose kommt es in 50% der Fälle zu einer Mitbeteiligung der Muskulatur.
3) Die Polymyositis kann als paraneoplastisches Syndrom auftreten.
4) Bei der Dermatomyositis kann es zur Ausbildung von Abszessen kommen.

15.019	15.2	Fragentyp A

Für die progressive Muskeldystrophie trifft nicht zu:

A. Einzelfaserhypertrophie der Muskulatur

B. Wucherung des Fettgewebes

C. Entfaltung des Bindegewebes

D. Einfache Atrophie

E. Genetische Bindung

15.020 15.023
15.021 15.024
15.022   15.2   Fragentyp B

Liste 1   Liste 2

15.020 McArdle   A. Spinal
15.021 Werdnig-Hoffmann   B. Glykogen
15.022 Duchenne   C. Beckengürtel
15.023 Thomsen   D. Kontraktion
15.024 Pompe   E. Zerebrosid

16. Pathologie des Nervensystems

16.001 16.004 16.007
16.002 16.005
16.003 16.006   16.1   Fragentyp B

Schädigungsmuster der Ganglienzellen

Liste 1   Liste 2

16.001 Akute toxische Schäden   A. Schrumpfung

16.002 Senilität   B. Schwellung

16.003 Alzheimersche Krankheit   C. Vakuolisierung

16.004 Ischämische Schädigung   D. Fibrilläre
                                    Degeneration
16.005 Häufig auch in normalen
       Gehirnen   E. Chromatolyse

16.006 Retrograde Antwort auf
       eine Axonschädigung

16.007 Zeichen der metabolischen
       Erschöpfung

16.008   16.1   Fragentyp A

Welche Aussage zum Reaktionsmuster der Glia ist <u>nicht</u> richtig?

A. Die Satellitose ist eine umschriebene Proliferation der Oligodendroglia in der Umgebung von toxisch-degenerierten Ganglienzellen.

B. Die Gliose ist eine Faserproduktion der Astrozyten als Narbenbildung beim Untergang von Neuronen.

C. Beim Untergang von Markscheiden nehmen Astrozyten die Zerfallsprodukte auf.

D. Mikroglia und Adventitialzellen des Gefäßbindegewebes werden bei Markscheidenzerfall zu sog. Fettkörnchenzellen.

E. Astrozyten können sich mitotisch teilen und proliferieren.

16.009   16.1   Fragentyp A

Was versteht man unter elektiven Parenchymnekrosen des ZNS?

A. Isolierter Untergang von Nervenzellkomplexen
B. Kleinherdige Erweichung von Rinde oder Mark
C. Chronische Ganglienzellentartung
D. Kontusionsherd (beispielsweise der Großhirnwindungskuppen)
E. Ansammlung von Fettkörnchenzellen

16.010   16.1   Fragentyp A

Wo wird in der grauen Substanz beim Hirnödem Flüssigkeit abgelagert?

A. In den Ganglienzellen
B. In den Astrozyten
C. In den Lymphscheiden
D. In den Ganglienzellfortsätzen
E. In den Markscheiden

16.011   16.1   Fragentyp D

Welche Folgen hat ein länger bestehendes Hirnödem für die verschiedenen geweblichen Bestandteile des Zentralnervensystems?

1) Schwellung und Zerfall der Achsenzylinder
2) Zerfall der Markscheiden
3) Zerfall der Astrozytenfortsätze
4) Ganglienzellnekrosen

16.012   16.1   Fragentyp C

Das sich um lokale Hirnläsionen verschiedener Art ansammelnde perifokale Hirnödem ist harmlos,

weil

es meistens auf die Gegend der Schädigung beschränkt bleibt.

16.013   16.1   Fragentyp C

Beim Hirnödem kommt es zu intrazellulären Flüssigkeitsansammlungen,

weil

aufgrund einer Energiestoffwechselstörung die Natriumpumpe versagt.

16.014   16.1   Fragentyp A

Welches der folgenden morphologischen Symptome spricht nicht für das Vorliegen eines Hirndrucks?

A. Gastromalacia acida
B. Obere und untere Einklemmung
C. Pulpablutung der Milz
D. Subpleurale Blutungen
E. Apoplexia uteri

16.015   16.1   Fragentyp A

Unter der sekundären Wallerschen Degeneration versteht man:

A. Aufsteigende Degeneration
B. Am Ort der Läsion entstandene Degeneration
C. Absteigende Degeneration
D. Entzündung eines Axons
E. Transneuronale Degeneration

16.016   16.1   Fragentyp C

Bei der Parkinsonschen Krankheit beobachtet man eine
Schüttellähmung,

<u>weil</u>

eine Degeneration der melaninhaltigen Ganglienzellen
in der Substantia nigra vorliegt.

16.017   16.1   Fragentyp A

Höhlenbildungen des kindlichen Gehirns mit Verbindung
zum Ventrikelsystem bezeichnet man als Porenzephalien.
Wann entstehen diese?

A. Pränatal
B. Perinatal
C. Postnatal
D. Posttraumatisch
E. Postinfektiös

16.018   16.1   Fragentyp D

Zum Little-Syndrom (Diplegia spastica infantilis)
gehören Zerstörungen

1) des Rückenmarkvorderhornes
2) der Rindenschicht
3) der Stammganglien
4) des inneren Marklagers

16.019   16.1   Fragentyp A

Bei der metachromatischen Leukodystrophie besteht ein Mangel an

A. Phenylalanin-4-Hydroxylase
B. Galaktose-1-phosphat-Uridyl-Transferase
C. Arylsulfatase
D. Laktatdehydrogenase
E. Phosphatase

16.020   16.1   Fragentyp A

Der Hydrocephalus e vacuo entsteht durch

A. Entzündung
B. Parasiten
C. Schwund oder Mangel an Hirnsubstanz
D. Thrombose der Arteria cerebri media
E. Arteriolosklerose kleinster Hirnrindengefäße

16.021   16.2   Fragentyp A

Welcher Zustand ist kein Stadium des anämischen Hirninfarktes?

A. Pseudozystischer Defekt
B. Erbleichung
C. Erweichung
D. Massenblutung
E. Resorption durch mikrogliale Fettkörnchenzellen

16.022   16.2   Fragentyp A

Bei einem Verschluß der Arteria cerebri media fallen
welche Versorgungsgebiete aus?

A. Brücke
B. Kleinhirn
C. Medulla oblongata
D. Stammganglien
E. Riechhirn

16.023   16.2   Fragentyp A

Nennen Sie den Vorzugssitz einer hypertonischen Hirnmassenblutung:

A. Hirnrinde
B. Putamen-Claustrum-Region
C. Thalamus
D. Pons
E. Medulla oblongata

16.024   16.2   Fragentyp A

Eine Thrombose der venösen Hirnblutleiter im Säuglingsalter führt zu einem (einer)

A. anämischen Infarkt
B. hämorrhagischen Infarzierung
C. Hirnödem
D. Hirnsklerose
E. Hirnschwund

16.025　　　　　　　　16.2　　　　　　　　Fragentyp A

Was entsteht bei einer Fettembolie des Gehirnes?

A. Ringblutungen (Purpura cerebri)
B. Massenblutungen
C. Miliare Nekrosen
D. Kugelblutungen
E. Mikroabszesse

16.026　　　　　　　　16.3　　　　　　　　Fragentyp D

Gedeckte und offene Hirnverletzungen unterscheiden sich im wesentlichen durch die (den, das)

1) Art der Gewalteinwirkung
2) Zustand der Dura
3) Infektionsgefahr
4) symptomenfreie Intervall

16.027　　　　　　　　16.3　　　　　　　　Fragentyp D

Welches sind die Hauptkomplikationen der offenen Hirnverletzungen?

1) Infektionen
2) Hydrocephalus internus
3) Posttraumatische Epilepsie
4) Subdurale Hämatome

16.028　　　　　　　　16.3　　　　　　　　Fragentyp A

Wie heilen offene Hirnverletzungen?

A. Ausbildung eines zystischen Defekts
B. Kallusbildung im Schädeldach
C. Ausbildung einer Hirnduranarbe
D. Entwicklung einer gereinigten Abszeßhöhle
E. Restitutio ad integrum

16.029　　　　　　　　　16.3　　　　　　　　　Fragentyp A

Wie kann man morphologisch eine gedeckte Hirnverletzung nachweisen?

A. Bestimmung des Aggregatzustandes der weißen Substanz
B. Nachweis einer Purpura cerebri
C. Nachweis von enzephalomalazischen Herden im Stammhirn
D. Nachweis von Kontusionsherden in den oberflächlichen Rindenbezirken
E. Nachweis einer Pachymeningiosis haemorrhagica interna

16.030　　　　　　　　　16.3　　　　　　　　　Fragentyp A

Welche Aussage über Kontusionsherde der Hirnrinde ist nicht richtig?

A. Die Herde finden sich bevorzugt an den Polen und Basisflächen der Stirn und Schläfenlappen.
B. Im Bereich der Herde kommt es häufig zur Superinfektion.
C. Die Herde entstehen durch einen kurzzeitig auftretenden Unterdruck an den betreffenden Stellen.
D. Die Herde heilen in der Regel unter Zurücklassung eines Defektes aus.
E. In die entstehende Narbe wird häufig Blutpigment eingelagert.

16.031　　　　　　　　　16.3　　　　　　　　　Fragentyp D

Durch welche Faktoren wird das posttraumatische apallische Syndrom in erster Linie verursacht?

1) Posttraumatische Schockzustände mit Rindenerweichung
2) Ausgedehnte Rindenprellungsherde
3) Ödemschäden des Marklagers bei posttraumatischen Atemstörungen
4) Ausgedehnte Hirnduranarben

16.032   16.3   Fragentyp A

Welche der genannten Veränderungen gehört nicht zu den pathologisch-anatomischen Befunden der Körperorgane bei zerebralen Traumen und Insulten?

A. Kleeblattanämie (neurozirkulatorisches Ödem) der Leber
B. Erosionen der Magen- und Duodenalschleimhaut
C. Pulpablutungen der Milz
D. Vergrößerung der zervikalen Lymphknoten
E. Fleckförmiges Lungenödem mit peribronchialen Blutungen

16.033   16.1   Fragentyp C

In der Perinatalperiode ist das Gehirn besonders durch Kreislauf- und Elektrolytstörungen gefährdet,

weil

die Blut-Hirn-Schranke noch nicht vollständig ausgebildet ist.

16.034   16.1   Fragentyp D

Welche Folge oder Folgen kann eine peri- oder postnatal auftretende Hirnschädigung haben?

1) Infantile Zerebralparese (Littlesche Krankheit)
2) Porenzephalie
3) Ulegyrie
4) Apoplexie

16.035 16.038
16.036 16.039
16.037   16.1   Fragentyp B

Liste 1   Liste 2

16.035 Erweiterung des Sub-   A. Hydrocephalus internus
       arachnoidalraumes
                                B. Hydrocephalus occlusus
16.036 Erweiterung der Hirn-
       kammern durch senile   C. Hydrocephalus internus
       Atrophie   e vacuo

16.037 Fehlende Liquorre-   D. Hydrocephalus externus
       sorption   e vacuo

16.038 Verlegung der Liquor-   E. Hydrocephalus communi-
       zirkulationswege   cans

16.039 Befall der inneren
       und äußeren Liquor-
       räume

16.040   16.4   Fragentyp D

Welche Gewebsveränderungen findet man bei der Poliomyelitis anterior acuta (Heine-Medinsche Krankheit?)

1) Vaskuläre und perivaskuläre lymphozytäre Infiltrate
2) Tigrolyse der Ganglienzellen
3) Neuronophagien
4) Hyperämie der Schmetterlingsfigur

16.041   16.4   Fragentyp A

Wo spielt sich bei der postvakzinalen Enzephalitis
der entzündliche Prozeß ab?

A. In der weißen Substanz
B. in der grauen Substanz
C. In den Meningen
D. Im Subarachnoidalraum
E. In den Seitenventrikeln

16.042	16.045		
16.043	16.046		
16.044		16.4	Fragentyp B

Liste 1   Liste 2

16.042 Eitrige Menin-   A. Mycobacterium tuberculosis
       gitis
                           B. Cysticercus cellulosae
16.043 Lymphozytäre
       Meningitis   C. Diplococcus pneumoniae

16.044 Granulomatöse   D. Virale Erreger
       Meningitis   E. Konvexität über den Stirn-
16.045 Finnenmeningitis   hirnlappen

16.046 Haubenmeningitis

16.047	16.4	Fragentyp A

Bei der Jakob-Creutzfeldtschen Krankheit handelt es
sich um eine "slow virus infection".
Was zeichnet diese Viren aus?

A. Dicke Proteinhülle

B. Hohe Virulenz

C. Monate- bis jahrelange Inkubationszeit

D. Induktion von miliaren Abszessen

E. Hohe Antibiotikaempfindlichkeit

16.048	16.4	Fragentyp D

Nach welchen Grundleiden können als direkte Folge Hirn-
abszesse entstehen?

1) Otitis media

2) Bronchiektasen

3) Im Rahmen einer Pyämie

4) Eitrige Gonitis

16.049   16.5   Fragentyp A

Aus welcher histogenetischen Matrix entstehen Gliome
bzw. Glioblastome?

A. Ganglienzellen
B. Blutgefäßendothelien
C. Nervale Stützgewebszellen
D. Meningeale Deckzellen
E. Adventitiazellen

16.050   16.5   Fragentyp C

Medullobalstome sind sehr maligne Geschwülste des Kindes-
und Jugendalters,

weil

sie sich durch eine große Wachstumsgeschwindigkeit
sowie durch die Bildung liquogener Metastasen aus-
zeichnen.

16.051   16.5   Fragentyp D

Nennen Sie die Lokalisation von Neurinomen, den Geschwülsten der Schwannschen Zellen:

1) Hirnnerven
2) Rückenmarkwurzeln
3) Magendarmkanal
4) Periphere Nerven

16.052　　　　　　　　16.5　　　　　　　　Fragentyp A

Bei der Neurofibromatose handelt es sich um ein

A. lokales Tumorleiden
B. sehr stürmisch verlaufendes Tumorleiden
C. generalisiertes Tumorleiden
D. Tumorleiden in der Fetalperiode
E. Tumorleiden mit histologischer Malignität

16.053　　　　　　　　16.5　　　　　　　　Fragentyp A

Was zeichnet Meningeome, Geschwülste der arachnoidalen Deckzellen aus?

A. Infiltratives Wachstum
B. Expansives Wachstum
C. Frühzeitige Metastasenbildung
D. Entstehung im Säuglingsalter
E. Einbruch in das Ventrikelsystem

16.054　　　　　　　　16.5　　　　　　　　Fragentyp D

Welche Primärgeschwülste verschiedener Organsysteme metastasieren bevorzugt in das Gehirn?

1) Bronchopulmonale Karzinome
2) Mammakarzinome
3) Hypernephroide Karzinome der Niere
4) Karzinome des Magendarmkanales

Spezielle Pathologie (GK 3)

1. Gehirn und Rückenmark (Zentralnervensystem)

1.001   1.1   Fragentyp A

Nennen Sie den teratogenetischen Terminationspunkt bei der Anenzephalie (Krötenkopf), bei der Arrhinenzephalie, bei der Zyklopie und bei der Rachischisis:

A. Sofort nach der Befruchtung
B. Vor der Schließung der Medullarrinne zum Neuralrohr
C. Nach dem 5. Fetalmonat
D. 4 Wochen vor dem Geburtstermin
E. Perinatal

1.002   1.1   Fragentyp A

Was versteht man unter der Syringomyelie?

A. Höhlenbildung in der Medulla spinalis auf dem Boden einer dysraphischen Störung
B. Pseudozystische Veränderung der Skelettmuskulatur
C. Malrotation der primitiven Darmanlage
D. Hirnatrophischer Prozeß, der mit einer Erweiterung der Hirnkammern einhergeht
E. Mißbildung mit defekten und untereinander verwachsenen Augäpfeln

1.003   1.1   Fragentyp A

Die Hydromyelie, eine Erweiterung des Zentralkanals, ist

A. traumatisch erworben
B. durch Tumorkompression des Rückenmarkes entstanden
C. angeboren
D. als Entzündungsfolge zu werten
E. als nekrobiotischer Prozeß aufzufassen

1.004 1.007
1.005 1.008
1.006   1.2   Fragentyp B

Liste 1   Liste 2

1.004 Pick'sche Atrophie   A. Atrophie des Striatum
1.005 Chorea Huntington   B. Atrophie des Stirnhirnes
1.006 M. Parkinson   C. Degeneration der Hinter-
1.007 Friedreichsche   stränge und der Klein-
      Ataxie   hirnseitenstrangbahnen
1.008 Amyotrophische   D. Degeneration der melanin-
      Lateralsklerose   haltigen Ganglienzellen
                                   der Substantia nigra
                                E. Degeneration der Pyrami-
                                   denbahn sowie der motori-
                                   schen Vorderhornzellen

1.009   1.2   Fragentyp A

Wo liegen die Ausfallherde bei der Wernickeschen Enzephalopathie?

A. Kleinhirn
B. Hirnrinde
C. Medulla oblongata
D. Unterer Hirnstamm
E. Substantia nigra

1.010	1.3	Fragentyp A

Die funikuläre Myelose ist die Folge eines Mangels an

A. Kupfer
B. Eisen
C. Elektrolyten
D. Vitamin-B_{12}
E. Chlorophyll-A

1.011 1.014		
1.012 1.015		
1.013	1.3	Fragentyp B

Liste 1   Liste 2

1.011 GM2-Gangliosidose   A. Phenylalanin-4-Hydroxy-
      (Tay-Sachs)   lase-Mangel

1.012 Phenylketonurie   B. Arylsulfatase-Mangel

1.013 Metachromatische   C. Galaktosaminidase-
      Leukodystrophie   Defekt

1.014 Glykogenose Typ II   D. Galaktose-1-phosphat-
                                    Uridyl-Transferase-
1.015 Galaktosämie   Defekt

                                 E. Alpha-1,4-Glucosidase-
                                    Defekt

1.016	1.4	Fragentyp D

Wo spielen sich Hypoxieschäden im nervösen Parenchym
bei der Epilepsie ab?

1) Graue Substanz des Rückenmarks
2) Purkinje-Zellschicht der Kleinhirnrinde
3) Spatium leptomeningicum
4) Sommerscher Sektor des Ammonshornes

1.017	1.5	Fragentyp A

Nennen Sie den Hauptausbreitungsweg von Erregern (Bakterien, Pilze usw.) bei der Herdenzephalitis:

A. Per continuitatem
B. Liquogen
C. Hämatogen
D. Jatrogen
E. Lymphogen

1.018	1.5	Fragentyp A

Was gehört nicht zur angeborenen Toxoplasmose?

A. Kalkspritzerartige Nekrosen und miliare Granulome in der Großhirnhemisphäre
B. Aquaedukteinengungen
C. Hydrocephalus internus
D. Porenzephalie
E. Lymphadenitis toxoplasmotica (Piringer-Kuchinka)

1.019	1.5	Fragentyp A

Welche mikroskopischen Veränderungen sind charakteristisch für die Herpes-simplex-Infektion?

A. Einschlußkörperchen in Oligodendrogliakernen
B. Veränderungen im Silberbild
C. Fibrillolyse
D. Neuronophagie
E. Tigrolyse

1.020   1.5   Fragentyp A

Wo liegen die Entmarkungsherde bei der multiplen Sklerose?

A. In der grauen Substanz
B. In der weißen Substanz
C. In der grauen und der weißen Substanz
D. Im Canalis centralis
E. In der Dura mater

1.021   1.5   Fragentyp A

Wodurch kann eine perivenöse Enzephalomyelitis entstehen?

A. Durch direkte Erregereinwirkung
B. Nach Schutzimpfungen
C. Durch Toxoplasmen
D. Durch gramnegative Bakterien
E. Durch thrombotischen Verschluß der Arteria carotis interna

1.022   1.6   Fragentyp D

Geschwülste des Gehirnes machen häufig (eine, ein)

1) intrakranielle Raumforderung
2) perifokales Hirnödem
3) Hirnnekrosen
4) Metastasen in extrakraniellen Organen

1.023	1.7	Fragentyp A

Was stellt sich häufig nach einer Meningeosis leucaemia ein?

A. Blutungen
B. Hirndruck
C. Halbseitenlähmung
D. Fokale Krampfanfälle
E. Leukopenie

1.024	1.7	Fragentyp A

In welchen Regionen liegen die Tumorzellen bei der Meningeosis carcinomatosa?

A. Plexus chorioideus
B. Epiduralraum
C. Kleinhirntonsillen
D. Diploe des Os parietale
E. Leptomeninx

1.025	1.8	Fragentyp A

Wovon gehen Kraniopharyngeome (sog. Erdheim-Tumoren) aus?

A. Epithelreste der Rathkesche Tasche
B. Arachnoidale Deckzellen
C. Neuropil
D. Neuroblasten
E. Osteoblasten

1.026 1.8 Fragentyp D

Zur Bournevilleschen tuberösen Hirnsklerose - einer Phakomatose - gehören

1) geschwulstartige Knoten in Hirnrinde und Seitenventrikeln
2) Rhabdomyome des Herzmuskels
3) ein Adenoma sebaceum im Gesicht
4) Hammerzehen

1.027 1.9 Fragentyp C

Bei der Alzheimerschen Krankheit spricht man von einer präsenilen Demenz,

weil

die Hirnatrophie sich zwischen der 7. und 8. Lebensdekade manifestiert.

2. Periphere Nerven

2.001   2.2   Fragentyp A

Entspricht die diabetische Polyneuropathie

A. dem Typus der Wallerschen Degeneration
B. dem Typus der segmentalen Demyelinisierung
C. dem Typus der vasculären Neuropathie
D. dem Typus der axonalen Dystrophie
E. dem Mischtypus

2.002   2.2   Fragentyp A

Bei der paraneoplastischen Polyneuropathie werden nicht zerstört:

A. Axone
B. Ependymzellen
C. Markscheiden
D. Schwannsche Zellen
E. Neurotubuli

2.003   2.3   Fragentyp D

Was trifft zu für die Ganglioradikulitis?

1) Zerstörung der Ganglien der hinteren Wurzel
2) Tritt häufig beim Bronchialkarzinom auf
3) Führt zu einer Wallerschen Degeneration der sensiblen Wurzeln
4) Die Virusätiologie ist gesichert

2.004 2.4 Fragentyp A

Maligne Neurinome entstehen histogenetisch aus entarteten

A. Gliazellen
B. Schwannschen Zellen
C. Gefäßendothelien
D. Ganglienzellen
D. Perizyten

3. Auge und Ohr

3.001   3.1   Fragentyp A

Bei dem Hordeolum handelt es sich um eine

A. akute ulzeröse Entzündung
B. akute seborrhoische Entzündung
C. akute eitrige Entzündung
D. akute Entzündung des Lidrandes
E. schnell wachsende epitheloide Geschwulst

3.002   3.1   Fragentyp D

Für das Chalazion trifft folgendes zu:

1) Abkapselung
2) Chronische Entzündung
3) Auftreten von Riesenzellen
4) Entzündung der Haarfollikel und Drüsen

3.003   3.1   Fragentyp C

Hordeolum und Chalazion unterscheiden sich auch durch den zeitlichen Ablauf,

weil

wir unter beiden Erkrankungen eine Entzündung der Lidhaarfollikel und benachbarten Drüsen verstehen.

3.004	3.2	Fragentyp D

Bei der Dakryoadenitis Sicca beobachten wir:

1) Parenchymatrophie
2) Sklerose
3) Interstitielle Rundzellinfiltrate
4) Abszedierung

3.005 3.007	3.1	
3.006	3.2	Fragentyp B

Liste 1	Liste 2

3.005 Gerstenkorn   A. Sarkoidose

3.006 Hagelkorn   B. Eitrige Follikulitis

3.007 Akute Dakryo-   C. Abszedierung der Tränendrüsen
      adenitis   D. Chronische Phlegmone

                            E. Chronisches Granulations-
                               gewebe

3.008	3.3	Fragentyp C

Charakteristisch für das Retinoblastom ist der Aufbau aus kleinen zytoplasmaarmen Zellen mit Ausbildung von Rosetten,

weil

die Rosettenbildung auch bei Entwicklungsstörungen der Netzhaut beobachtet wird.

3.009	3.3	Fragentyp D

Für das Retinoblastom trifft zu:

1) Häufiges Auftreten bei Erwachsenen
2) Entodermaler Ursprung
3) Geringe Neigung zur Metastasierung
4) Meistens Aufbau aus kleinen undifferenzierten Zellen

3.010   3.3   Fragentyp A

Für das maligne Melanom der Uvea trifft zu:

A. Bessere Prognose bei epitheloidzelligem Aufbau
B. Meistens arm an Pigment
C. Größtenteils spindel- oder/und epitheloidzelliger Aufbau
D. Häufiges primäres Auftreten in beiden Augen
E. Häufigster Ursprung im Ziliarkörperbereich

3.011   3.4   Fragentyp C

Beim Cholesteatom handelt es sich um eine reaktive Plattenepithelwucherung des Gehörgangsepithels,

weil

die Entwicklung des Cholesteatoms auf einem autonomen Wachstum beruht.

4. Haut

4.001	4.004	4.007			
4.002	4.005	4.008			
4.003	4.006		4.1		Fragentyp B

Liste 1   Liste 2

4.001 Herpes simplex   A. Streptokokken
4.002 Pyodermie   B. Mykobakterien
4.003 Aktinomykose   C. Pilzdrusen
4.004 Verruca vulgaris   D. Virus
4.005 Molluscum contagiosum   E. Amöben
4.006 Lupus vulgaris
4.007 Condyloma acuminatum
4.008 Impetigo contagiosa

4.009   4.1   Fragentyp C

Die Feigwarze ist eine Viruserkrankung des Plattenepithels,

weil

das Virus nicht von Mensch auf Mensch übertragbar ist.

4.010   4.2   Fragentyp A

Für das Dermatofibrom trifft nicht zu:

A. Weiche Form des Hautfibroms
B. Kann aus Hämangiomen entstehen
C. Mögliche Fetteinlagerung
D. Gewöhnlich mit Hämosiderinablagerung
E. Mögliche Entstehung aus Histiozytomen

4.011	4.013		
4.012	4.014	4.1	Fragentyp B

Liste 1   Liste 2

4.011 Molluscum contagiosum   A. Granulomatös
4.012 Lupus vulgaris   B. Eitrig-nekrotisierend
4.013 Verruca vulgaris   C. Hyaline Epithel-
4.014 Karbunkel   degeneration
                                 D. Einschlußkörperchen
                                 E. Maligne

4.015   4.2   Fragentyp D

Charakteristisch für den Nävuszellnävus ist oder sind:

1) Malignes Verhalten
2) Mögliche rein intradermale Ausbreitung
3) Häufige entzündliche Begleitreaktion
4) Unterschiedlicher Melaningehalt

4.016   4.2   Fragentyp C

Das Granuloma teleangiectaticum ist mit Sicherheit
kein echtes Hämangiom,

weil

diese Neubildung wie ein sehr gefäßreiches Granulationsgewebe imponiert.

4.017	4.020	4.023	4.026		
4.018	4.021	4.024			
4.019	4.022	4.025		4.2	Fragentyp B

Liste 1

4.017 Gelblich

4.018 Kollagenzunahme

4.019 Talg- und Hornfüllung

4.020 Gewöhnlich multipel

4.021 Touton-Riesenzellen

4.022 Epidermoidzyste

4.023 Narbenhypertrophie

4.024 Basalzellenproliferation

4.025 Modifizierte Schwann-Zellen

4.026 Pigmentierte Hyperkeratose

Liste 2

A. Seborrhoische Warze

B. Keloid

C. Neurofibrom

D. Xanthom

E. Atherom

4.027	4.3	Fragentyp C

Die aktinische Keratose ist eine warzenartige Veränderung mit atypischem Plattenepithel und meist degenerativ verändertem Bindegewebe,

weil

das Epithel reichlich Mitosen aufweist und das Bindegewebe zur elastischen Degeneration neigt.

4.028	4.3	Fragentyp D

Für den Morbus Bowen trifft zu:

1) Hyperkeratotisch verbreiterte Epidermis
2) Bizarre Zell- und Kernform
3) Intraepidermales Karzinom
4) Mögliche Metastasierung

4.029   4.5   Fragentyp C

Das Plattenepithelkarzinom der Haut tritt nur in hochdifferenzierter, kaum metastasenbildender Form auf,

weil

Pseudokarzinome und Keratoakanthome häufig sehr schwierig vom Plattenepithelkarzinom abzugrenzen sind.

4.030	4.033		
4.031	4.034	4.4	
4.032	4.035	4.5	Fragentyp B

Liste 1   Liste 2

4.030 Ulcus rodens   A. Lentigo-maligna-Melanom
4.031 Atypische Einzel-Melanozyten
                                  B. Superficial-spreading-Melanom
4.032 Zellen in Palisadenstellung
                                  C. Noduläres Melanom
4.033 Fibrosierungsneigung   D. Basaliom
4.034 Pagetoide Zellanhäufungen   E. Blauer Nävus
4.035 Frühe Metastasierung

5. Atemtrakt

5.001 5.004
5.002 5.005
5.003   5.1   Fragentyp B

Liste 1   Liste 2

5.001 Chronische hyperplasti-   A. Entwicklungsstörung
      sche Rhinitis   B. Polypen
5.002 Schleimhautlupus   C. Gefäßproliferation
5.003 Granuloma tele-   D. Meningoenzephalitis
      angiectaticum   E. Tuberkulose
5.004 Ozäna
5.005 Eitrige Sinusitis

5.006   5.1   Fragentyp A

Für das Nasenpapillom trifft zu:

A. Es ist kein echter Tumor
B. Meistens in den hinteren Nasenanteilen anzutreffen
C. Reichlich faseriges Bindegewebe
D. Oberfläche aus Flimmerepithel
E. Fehlende Rezidivneigung

5.007   5.1   Fragentyp D

Welche der folgenden Feststellungen ist oder sind für das juvenile Nasenrachenfibrom zutreffend?

1) Vorkommen beim männlichen Geschlecht
2) Gefäßreichtum
3) Schleimartige Stromaumwandlung
4) Mögliche Spontanheilung

5.008	5.010		
5.009	5.011	5.1	Fragentyp B

Liste 1	Liste 2
5.008 Papillom	A. Beziehung zu Schleimdrüsen
5.009 Zylindrom	B. Fibrose und Plattenepithel
5.010 Plattenepithel-karzinom	C. Häufigstes Nasenmalignom
	D. Angiomatoid
5.011 Juveniles Nasen-rachenfibrom	E. Überwiegend Flimmerepithel

5.012	5.2	Fragentyp C

Das Stimmbandödem entsteht als Folge einer Kreislaufstörung im Kehlkopfbereich,

weil

das Quincke-Ödem auf allergisch-neuralen Gefäßreaktionen beruht.

5.013	5.2	Fragentyp D

Die Entstehung eines reinen Kehlkopfödems wird begünstigt durch

1) Herzkrankheiten
2) Diphtherie
3) die Beschaffenheit der Submukosa
4) Agranulozytose

5.014	5.2	Fragentyp D

Für die Säuglingsdiphtherie trifft zu:

1) Mögliche serös-eitrige Entzündung
2) Am häufigsten im Nasenbereich
3) Mögliche pseudomembranöse Entzündung
4) Häufige Abszedierung

5.015   5.2   Fragentyp A

Die Kehlkopftuberkulose entsteht am häufigsten

A. deszendierend
B. kanalikulär
C. lymphogen
D. hämatogen
E. operativ

5.016   5.2   Fragentyp C

Die Laryngitis tuberculosa verläuft am häufigsten als ulzeröse Entzündung,

weil

sie als Perichondritis beginnt und sekundär eine Schleimhautnekrose hervorruft.

5.017 5.020
5.018 5.021
5.019 5.022   5.2   Fragentyp B

Wählen Sie die beste Zuordnung der folgenden Begriffe bezüglich der Kehlkopftumoren.

Liste 1   Liste 2

5.017 Kindliche Papillome   A. Pseudotumoren

5.018 Alterspapillome   B. Präkanzerose

5.019 Glottiskarzinom   C. Viruspartikel

5.020 Subglottisches Karzinom   D. Häufigstes Karzinom

5.021 Sängerknötchen   E. Schlechtere Prognose
                                    bei Karzinomen
5.022 Leukoplakie

5.023	5.026	5.029		
5.024	5.027		5.3	
5.025	5.028		5.4	Fragentyp B

Liste 1   Liste 2

5.023 Struma   A. Narbenstenose

5.024 Kalzi-Ossifikation   B. Kompressionsstenose
                                        Trachea
5.025 Ösophagustumor
                                     C. Kompressionsstenose
5.026 Tracheotomie   Bronchien

5.027 Chondrolyse   D. Tracheomalazie

5.028 Lymphadenitis tuber-   E. Säbelscheidentrachea
      culosa

5.029 Intubation

5.030	5.4	Fragentyp D

Als Folge der Bronchiektasie ist oder sind zu finden:

1) Cor pulmonale
2) Wabenlungen
3) Bronchiolithen
4) Perikollagene Amyloidose

5.031	5.4	Fragentyp C

Die akute Bronchiolitis tritt im Kindes- und Greisenalter häufiger auf,

weil

bei virusbedingter Entzündung Einschlußkörperchen und Riesenzellen zu beobachten sind.

5.032   5.4   Fragentyp D

Welche der folgenden Erkrankungen kann (oder können) zu einer chronischen Bronchitis führen?

1) Asthma bronchiale
2) Kyphoskoliose
3) Tonsillitis
4) Koniosen

5.033   5.5   Fragentyp A

Zur chronischen Blutstauung der Lungen paßt nicht:

A. Hämosiderose
B. Sklerose pulmonaler Arterien
C. Sklerose pulmonaler Arteriolen
D. Stenose pulmonaler Kapillaren
E. Fibrose der Alveolarwände

5.034   5.5   Fragentyp D

Beim kardial bedingten Lungenödem spielt oder spielen eine bedeutende Rolle:

1) Reflektorische Venolenkonstriktion
2) Verminderter Kapillardruck
3) Störung des vasomotorischen Zentrums
4) Erhöhte Kapillarpermeabilität

5.035   5.5   Fragentyp D

Zu den Lungenveränderungen beim Atemnotsyndrom gehört oder gehören:

1) Arteriolenkonstriktion
2) Mikrothrombosen
3) Atelektasen
4) Hyaline Membranen

5.036   5.5   Fragentyp C

Die braune Induration der Lungen ist nicht immer gleichbedeutend mit einer sekundären Stauungshämosiderose,

weil

die Erkrankung bereits im Kindesalter und mit den Zeichen immunologischer Reaktionen beginnen kann.

5.037   5.5   Fragentyp A

Für die Pneumocystis-Pneumonie trifft nicht zu:

A. Auftreten auch bei Erwachsenen
B. Parasitenvermehrung durch Endosporen
C. Mögliches Auftreten hyaliner Membranen
D. Segmental oft luftreiche Lungen
E. Überwiegend granulozytäre Infiltrate

5.038   5.5   Fragentyp C

Die Sarkoidose ist rein morphologisch nicht von der Lungentuberkulose abzugrenzen,

weil

die Granulome beim Morbus Besnier-Boeck-Schaumann zur Sklerose neigen.

5.039	5.042	5.045	5.048		
5.040	5.043	5.046			
5.041	5.044	5.047	5.5		Fragentyp B

Liste 1   Liste 2

5.039 Phthisis atra   A. Kohlenstaublunge

5.040 Fibrohyaline Knötchen   B. Silikatose

5.041 Anthrakotische Induration   C. Silikose

5.042 Mischstaubsilikose   D. Granitstaublunge

5.043 Asbestosekörperchen   E. Eisen

5.044 Rheumatoide Arthritis

5.045 Tuberkulose

5.046 Pleuramesotheliom

5.047 Ockerlunge

5.048 Bronchialkarzinom

5.049   5.5   Fragentyp D

Zum Begriff "häufigste Form des Bronchialkarzinoms"
paßt oder passen:

1) Zentrales Bronchialkarzinom
2) Bronchusstenose
3) Einbruch in die Lungenvenen
4) Kleinzelliges Bronchialkarzinom

5.050   5.6   Fragentyp C

Die fibrinöse Pleuritis ist die häufigste Form der Brustfellentzündung,

weil

sie nicht nur bei Infektionen, sondern auch bei Lungeninfarkt und Urämie (u.a.) zu finden ist.

5.051   5.6   Fragentyp D

Bei einer hämorrhagischen Pleuritis denken wir in
erster Linie an:

1) Aspergillose
2) Tuberkulose
3) Pneumokokken-Infekt
4) Tumor

5.052   5.6   Fragentyp D

Zu dem Begriff "Mesotheliom" paßt oder passen:

1) Epithelartige Tumorzellkomponente
2) Sekretionsfähigkeit
3) Mesenchymale Tumorzellkomponente
4) Benigne und maligne Formen

5.053   5.6   Fragentyp D

Das maligne Mesotheliom kann zur Verwechslung führen
mit dem

1) Adenokarzinom
2) Endotheliom
3) Fibrosarkom
4) Oat-cell-Karzinom

6. Mediastinum und Thymus

6.001   6.1   Fragentyp A

Welche Aussage zur Mediastinitis ist nicht richtig?

A. Nur selten bakteriell ausgelöst.
B. Mundbodenphlegmonen können zur Mediastinitis führen.
C. Die Mediastinitis kann die Folge einer Strahlenschädigung sein.
D. Das Mediastinalempyem kann in den Herzbeutel durchbrechen.
E. Erkrankungen des Oberbauchs können zur Mediastinitis führen.

6.002 6.005 6.008
6.003 6.006
6.004 6.007   6.1   Fragentyp B

Liste 1

6.002 Ca. 10% der Mediastinaltumoren
6.003 Lokalisation im vorderen Mediastinum
6.004 Überwiegend im vorderen und mittleren Mediastinum
6.005 Vorkommen im 2. bis 3. Lebensjahrzehnt
6.006 Vorwiegend bei Männern
6.007 Ausgebrannte Keimzentren
6.008 Vorkommen auch im Halsbereich

Liste 2

A. Neurofibrome
B. Thymome
C. Zystische Teratome
D. Maligne Teratome
E. Benigne Lymphome

6.009　　　　　　　　6.2　　　　　　　　　　　Fragentyp D

Welche Aussage oder Aussagenkombinationen sind richtig?

1) Die Thymusrinde ist reich an Lymphfollikeln.
2) In der Markzone finden sich retikulär epitheliale Zellen entodermalen Ursprungs.
3) Unter krankhaften Bedingungen verarmt die Thymusrinde an Plasmazellen.
4) Die sog. myoiden Zellen des Thymusmarks haben antigene Eigenschaften der quergestreiften Muskulatur.

6.010　　　　　　　　6.2　　　　　　　　　　　Fragentyp D

Welche Rolle spielt der Thymus als zentrales Immunitätsorgan?

1) Induktion der immunologischen Kompetenz
2) Aufrechterhaltung der immunologischen Kompetenz
3) Restauration des T-Zellsystems
4) Entwicklung der Autotoleranz

6.011　　　　　　　　6.2　　　　　　　　　　　Fragentyp C

Die physiologische Thymusinvolution geht mit einer Verkleinerung der Thymusläppchen einher,

<u>weil</u>

es nach der Pubertät meist zu einem Schwund der Markzellen kommt.

6.012 6.2 Fragentyp A

Welche der folgenden Faktoren spielt bei der akzidentiellen Thymusinvolution keine Rolle?

A. Phagozytose von Rindenlymphozyten durch Retikulumzellen des Marks

B. Einsprossen von Fettgewebe

C. Akute Infektionen

D. Ausschüttung von Nebennierenrindenhormonen

E. Unterernährung

6.013 6.016 6.019
6.014 6.017 6.020
6.015 6.018 6.2 Fragentyp B

Liste 1

6.013 Lymphfollikel und Keimzentren im Thymusmark

6.014 Nicht selten bei der Anenzephalie

6.015 Fehlen von Lymphfollikeln in den peripheren lymphatischen Organen

6.016 Neonatale Tetanie

6.017 Lymphopenische Agammaglobulinämie

6.018 Unterentwicklung des gesamten lymphatischen Systems

6.019 Agenesie der 3. bis 4. Schlundtasche

6.020 Gelegentlich bei der Thyreotoxikose

Liste 2

A. Thymusaplasie

B. Thymushypoplasie

C. Thymushyperplasie

D. Thymom

E. Thymitis

6.021   6.2   Fragentyp D

Bei welchen Krankheitsbildern werden im Thymus medulläre Keimzentren und plasmazelluläre Infiltrate gesehen?

1) Myasthenia gravis
2) Morbus Addison
3) Lupus erythematodes
4) Hashimoto-Thyreoiditis

6.022   6.2   Fragentyp A

Welche Aussage zur Myasthenia gravis ist richtig?

A. Bei 10% der Patienten ist eine Thymitis vorhanden.
B. Bei 50% findet sich ein Thymom.
C. Die Erkrankung wird durch Kreuz-reagierende Antikörper gegen Skelettmuskelzellen und myoide Zellen des Thymus verursacht.
D. Je höher die Zahl der Lymphfollikel im reserzierten Thymuspräparat, desto länger ist das Zeitintervall zwischen Thymektomie und Besserung der Myastenia gravis.
E. Die Thymektomie hat keinen Einfluß auf den Verlauf der Myasthenia gravis.

6.023   6.2   Fragentyp D

Welche histologischen Arten von Thymomen kommen vor?

1) Lymphozytische
2) Lymphoepitheliale
3) Epitheliale
4) Spindelzellige

6.024	6.2	Fragentyp D

Mit welcher der folgenden Erkrankungen können Thymome assoziert sein?

1) Erythroblastenpenie
2) Hypogammaglobulinämie
3) Myasthenia gravis
4) Polymyositis

7. Herz und Gefäße

7.001   7.1/7.2   Fragentyp D

Welche morphologischen Veränderungen gehören zum Symptomenkomplex einer Fallotschen Tetralogie?

1) Reitende Gefäße
2) Pulmonalstenose
3) Ventrikelseptumdefekt
4) Endokardfibrose

7.002   7.1/7.4   Fragentyp C

Die muskuläre Conusstenose der Aorta gehört in den Formenkreis einer obstruktiven Kardiomyopathie,

weil

sowohl die Mitochondrien eine exzessive Vermehrung als auch die Herzmuskelfasern des Septum ventriculorum Strukturanomalien zeigen, die zu einer Obstruktion im Bereich der Ausflußbahn führen.

7.003   7.3   Fragentyp D

Eine nichtentzündliche Aortenklappenstenose kann entstehen durch Einlagerung bzw. Vermehrung von

1) Eisen
2) Kalziumsalzen
3) Fibrin
4) Fibroblasten und kollagenen Fasern

7.004	7.3	Fragentyp A

Ein Karzinoidsyndrom entsteht durch eine

A. Erhöhung der Gammaglobuline
B. Erhöhung von Serotonin (5-Hydroxytryptamin)
C. Steigerung der Fibrinolyse
D. Steigerung der Hyperkoagulabilität
E. Proliferation von Karzinomzellen

7.005	7.3	Fragentyp D

Die Fibroelastosis endomyocardica ist eine Erkrankung

1) der Neugeborenen
2) bei der das parietale Endokard eine enorme Verdickung, also ein Panzerherz zeigt
3) bei der intrauterine Virusinfekte möglicherweise eine ursächliche Rolle spielen
4) bei der eine hochgradige Anämie vorliegt

7.006	7.4	Fragentyp C

Bei der primären Kardiomyopathie handelt es sich um eine idiopathische Herzmuskelerkrankung,

weil

sich diese aus bekannter Ursache heraus entwickelt.

7.007	7.4	Fragentyp C

Eine entzündliche Kardiomyopathie gehört in den Formenkreis der sekundären Kardiomyopathie,

weil

Bakterien, Viren, Parasiten oder gelegentlich auch Antigen-Antikörper-Komplexe ursächlich für die Herzmuskelentzündung verantwortlich sind.

7.008	7.011		
7.009	7.012		
7.010	7.013	7.4	Fragentyp B

Liste 1

7.008 Myokarditis bei Diphtherie

7.009 Myocarditis rheumatica

7.010 Virusmyokarditis

7.011 Infekt-allergische Myokarditis

7.012 Granlommyokarditis

7.013 Myocarditis parasitaria

Liste 2

A. Tuberkulose, Sarkoidose

B. Fibrinoide Nekrose

C. Trypanosomen

D. Coxsackieviren

E. Toxisches Geschehen

F. Antigen-Antikörper-Reaktion

7.014	7.5	Fragentyp D

Welche Ursachen sind für die Entstehung eines Hämatoperikard verantwortlich zu machen?

1) Tumor
2) Tuberkulose
3) Rheumatismus
4) Myomalazie des Myokard

7.015	7.018		
7.016	7.019		
7.018		7.5	Fragentyp B

Liste 1

7.015 Pericarditis tuberculosa

7.016 Urämische Perikarditis

7.017 Accretio pericardii

7.018 Concretio pericardii

7.019 Constrictio pericardii

Liste 2

A. Toxisch

B. Mykobakterien

C. Verwachsung von parietalem und viszeralem Blatt des Herzbeutels

D. Umschriebene Verwachsung

E. Panzerherz

7.020   7.6   Fragentyp A

Beim Bland-White-Garland-Syndrom entspringt die Arteria coronaria sinistra aus der (dem)

A. A. mammaria interna
B. A. coronaria dextra
C. linken Sinus Valsalvae der A. pulmonalis
D. A. carotis interna
E. Sinus venosus coronarius

7.021   7.6   Fragentyp C

Der Rechtsversorgungstypus des Myokard ist günstiger zu werten als der Linksversorgungstypus,

weil

die A. coronaria dextra hypoplastisch ist.

7.022   7.7   Fragentyp C

Bei der Arteriosklerose vom Typus Mönckeberg kommt es zur Bildung sogenannter Gänsegurgelarterien,

weil

spangenförmige Kalkeinlagerungen vorwiegend in der Adventitia zu finden sind.

7.023	7.026		
7.024	7.027		
7.025		7.7	Fragentyp B

Liste 1

7.023 Periarteriitis (Pan-arteriitis) nodosa

7.024 Rheumatische Vaskulitis

7.025 Thrombangiitis obliterans

7.026 Mesaortitis luica

7.027 Arteriitis temporalis (Horton's disease)

Liste 2

A. Alle Wandschichten betroffen

B. Toxisch-allergische und physikalische Noxen

C. Riesenzellen

D. Granulom mit fibrinoider Nekrose

E. Treponema pallidum

7.028	7.8	Fragentyp C

Von Phlebektasie, einer diffusen Erweiterung der Venenwände, spricht man,

weil

ein Untergang von elastisch-muskulären Elementen in der Media oder auch eine angeborene Wandschwäche zu beobachten ist.

7.029	7.8	Fragentyp A

Wodurch entstehen Ösophagusvarizen?

A. Blutrückstau in der unteren Hohlvene
B. Blutrückstau in der Pfortader mit Umgehungskreislauf
C. Entzündliche Ösophaguswandalteration
D. Blutrückstau in der Vena azygos
E. Blutrückstau in den Venae hepaticae revehentes

7.030	7.9	Fragentyp D

Wann entsteht eine tuberkulöse Lymphangitis?

1) Beim Primärkomplex einer Tuberkulose
2) Bei einer lymphogenen Propagation von Tuberkelbakterien
3) Beim Einbruch eines verkäsenden Lymphknotens in den Ductus thoracicus
4) Bei der hämatogenen Aussaat von Tuberkelbakterien

7.031	7.9	Fragentyp A

Welche Veränderungen findet man bei einer Lymphangiosis carcinomatosa?

A. Entzündliche Lymphgefäßveränderungen
B. Obliteration von Lymphgefäßen durch Karzinomzellen
C. Intravasale Gerinnung
D. Ruptur eines Lymphgefäßes
E. Sinuskatarrh eines Lymphknotens

8. Verdauungstrakt

8.001 8.1 Fragentyp A

Welche Aussage ist <u>nicht</u> richtig?

A. Bei der Lippenspalte sind nur Weichteile betroffen.
B. Bei der Lippen-Kieferspalte ist lediglich der weiche Gaumen geschlossen.
C. Beim Wolfsrachen besteht die Gefahr der Aspiration.
D. Die teratogenetische Terminationsperiode für Gaumenspalten liegt um den 60. Tag.
E. Spaltbildungen im Gesicht können familiär gehäuft auftreten.

8.002 8.004
8.003 8.1 Fragentyp B

Liste 1 | Liste 2

8.002 Mediane Halszyste

8.003 Laterale Halszyste

8.004 Hygroma colli cysticum

A. Kiemengang
B. Ductus thyreoglossus
C. Erweiterte Lymphgefäße
D. Erweiterte Blutgefäße
E. Erweiterter Speicheldrüsengang

8.005	8.007		
8.006	8.008	8.1	Fragentyp B

Liste 1   Liste 2

8.005 Stomatitis   A. Candidahefen
      aphthosa   B. Bakterielle Infektion
8.006 Soorstomatitis   C. Viraler Infekt
8.007 Herpes labialis   D. Protozoen
8.008 Stomatitis   E. Präkanzerose
      ulcerosa

8.009	8.1	Fragentyp A

Welche Aussage ist richtig?

A. Die Epulis tritt selten vor dem 5. Lebensjahrzehnt auf.
B. Die Epulis ist eine Neoplasie der Gingiva.
C. Die Epulis metastasiert gelegentlich in die regionären Halslymphknoten.
D. Die Epulis enthält proliferierende Gefäße und Riesenzellen vom Langhanstyp.
E. Die Epulis besteht aus Granulationsgewebe mit Riesenzellen.

8.010	8.013		
8.011	8.014		
8.012	8.015	8.1	Fragentyp B

Liste 1   Liste 2

8.010 Zungengrundstruma   A. Gutartige Plattenepithel-
8.011 Ranula   Proliferation
8.012 Granuloma teleangi-   B. Heterotopes Schilddrüsen-
      ectaticum   gewebe
8.013 Leukoplakie   C. Speicheldrüsenzyste
8.014 Papillom   D. Hyperkeratose
8.015 Granuloma   E. Verletzungsfolge
      pyogenicum

8.016	8.019		
8.017	8.020		
8.018	8.021	8.2	Fragentyp B

Liste 1

8.016 Masern

8.017 Infektiöse Mononukleose

8.018 Häufig einseitig

8.019 Streptokokken

8.020 Diphtherie

8.021 Agranulozytose

Liste 2

A. Angina Plaut-Vincenti

B. Monozytenangina

C. Nekrotisierende Angina

D. Eitrige Tonsillitis

E. Pseudomembranöse Tonsillitis

8.022	8.2	Fragentyp A

Welche Aussage ist <u>nicht</u> richtig?

A. Der häufigste maligne Tumor der Rachentonsillenregion ist das Plattenepithelkarzinom.

B. Das lymphoepitheliale Karzinom ist der häufigste maligne Tumor der Rachentonsillenregion.

C. Das lymphoepitheliale Karzinom ist strahlenempfindlich und hat eine relativ gute Prognose.

D. 20% der malignen Tumoren der Tonsillen sind maligne Lymphome.

E. Die malignen Lymphome der Rachenregion können sowohl von den Tonsillen ausgehen, als auch eine lokale Manifestation einer Systemerkrankung darstellen.

8.023	8.025		
8.024	8.026	8.3	Fragentyp B

Liste 1

8.023 Akute eitrige Parotitis

8.024 Epidemische Parotitis

8.025 Speicheldrüsenviruskrankheit

8.026 Myoepitheliale Sialoadenitis

Liste 2

A. Überwiegend lymphozytäre Infiltrate

B. Riesenzellbildung

C. Abszeßbildung

D. Nur geringe zelluläre Exsudation

E. Granulombildung

8.027　　　　　　　　8.3　　　　　　　　　　Fragentyp D

Welche Aussage oder Aussagenkombinationen sind richtig?

1) Das pleomorphe Adenom der Speicheldrüse (Speicheldrüsenmischtumor) enthält Anteile zweier Keimblätter.
2) Das pleomorphe Adenom ist ein epithelialer Tumor.
3) Die Zwischensubstanz besteht aus mesenchymalem Gewebe.
4) Die Zwischensubstanz ist myoepithelialer Herkunft.

8.028　8.030
8.029　8.031　　　　　8.3　　　　　　　　　　Fragentyp B

Liste 1　　　　　　　　　Liste 2

8.028 Adenolymphom　　　A. Ausgehend von einer Metaplasie

8.029 Mukoepidermoid-　　B. Fast ausschließlich in der
　　　tumor　　　　　　　　　Parotis

8.030 Adenoidzysti-　　　C. Überwiegend in den kleinen
　　　sches Karzinom　　　　Speicheldrüsen lokalisiert

8.031 Plattenepithel-　　D. Ausgeprägtes infiltratives
　　　karzinom　　　　　　　 Wachstum

　　　　　　　　　　　　　　E. Frühzeitig Metastasen

8.032　　　　　　　　8.4　　　　　　　　　　Fragentyp D

Welche Aussage oder Aussagenkombinationen sind richtig?

1) Die Ösophagusatresie ist die Folge einer Fehlentwicklung der Scheidewand zwischen Ösophagus und Trachea.
2) Die Ösophagusatresie entsteht durch fehlende Verbindung des gastralen mit dem oralen Rohr.
3) Die häufigste Form der Ösophagusatresie geht mit einer Fistel zwischen Trachea und unterem Ösophagusstumpf einher.
4) Wegen der Gefahr der Mangelernährung sollte die Ösophagusatresie sofort operativ behandelt werden.

8.033   8.4   Fragentyp A

Welche Aussage ist nicht richtig?

A. Traktionsdivertikel entstehen häufig durch Zug von außen.
B. Sie sind meist an der Vorderwand oder Seitenwand des Ösophagus gelegen.
C. Pulsionsdivertikel sind echte Divertikel.
D. Sie finden sich an der Hinterwand des oberen Ösophagusabschnittes.
E. Pulsionsdivertikel werden von Plattenepithel ausgekleidet.

8.034   8.4   Fragentyp A

Welche der folgenden Ösophaguserkrankungen hat eine gesicherte gesteigerte Potenz zur malignen Entartung?

A. Traktionsdivertikel
B. Refluxösophagitis
C. Barrett-Ösophagus
D. Hiatushernie
E. Glykogenspeichernde Akanthose

8.035   8.4   Fragentyp D

Welche Aussage oder Aussagenkombinationen sind richtig?

1) Das Ösophaguskarzinom befällt bevorzugt Männer zwischen dem 55. und 65. Lebensjahr.
2) Etwa 50% der Ösophaguskarzinome sind im unteren Drittel der Speiseröhre lokalisiert.
3) Die Mehrzahl der Ösophaguskarzinome sind Plattenepithelkarzinome.
4) Alkohol und Nikotinabusus haben keinen Einfluß auf die Häufigkeit des Ösophaguskarzinoms.

8.036   8.5   Fragentyp C

Die foveoläre Hyperplasie der Magenschleimhaut ist
eine Präkanzerose,

weil

sie ein Zeichen einer gesteigerten Proliferation der
Drüsenhalszellen darstellt.

8.037 8.040
8.038 8.041
8.039 8.042   8.5   Fragentyp B

Liste 1   Liste 2

8.037 Zollinger-Ellison-   A. Lokale foveoläre Hyper-
      Syndrom   plasie

8.038 Perniziöse Anämie   B. Diffuse foveoläre Hyper-
                               plasie
8.039 In der Umgebung von
      Erosionen   C. Glanduläre Hyperplasie

8.040 Ménétriersyndrom   D. Glanduläre Atrophie

8.041 In der Umgebung von   E. Pylorusdrüsenhyperplasie
      Ulzera

8.042 Chronisch-atrophische
      Gastritis

8.043   8.5   Fragentyp C

Die Erosion der Magenschleimhaut kann durch eine gestörte Durchblutung im Schleimhautbereich hervorgerufen
werden,

weil

bei einer Minderdurchblutung die Ausschüttung von HCl
und Pepsinogen stimuliert wird.

8.044 8.5 Fragentyp A

Welche Aussage zur Erosion ist richtig?

A. Die Erosionen treten nur im Alter auf.
B. Erosionen finden sich nur in gastritisch veränderter Schleimhaut.
C. Eine Erosion, die nicht innerhalb von 4 Wochen abheilt, ist Karzinom-verdächtig.
D. Eine Erosion kann jahrelang bestehen bleiben.
E. Die Entstehung der Erosion ist unabhängig von der Magensäure.

8.045 8.5 Fragentyp A

Welche Tumoren kommen im Magen praktisch nicht vor?

A. Leiomyome
B. Lipome
C. Neurinome
D. Lymphome
E. Histiozytome

8.046 8.5 Fragentyp D

Welche der folgenden Veränderungen können bei der röntgenologischen oder endoskopischen Untersuchung als Polypen imponieren?

1) Drüsenkörperzysten
2) Hyperplasiogene Polypen
3) Borderline lesion vom erhabenen Typ
4) Adenom

8.047   8.5   Fragentyp D

Welche der folgenden polypösen Magenschleimhautläsionen haben ein gesteigertes Entartungsrisiko?

1) Hyperplastische Polypen
2) Hyperplasiogene Polypen
3) Drüsenkörperzysten
4) Adenome

8.048   8.6   Fragentyp A

Wenn bei einem Kind eine Melaena auftritt, kommt in erster Linie welche der folgenden Veränderungen als Ursache in Frage?

A. Megacolon congenitum
B. Ulcus ventriculi
C. Coecum mobile
D. Meckelsches Divertikel
E. Divertikulose des Dünndarms

8.049 8.052
8.050 8.053
8.051 8.054   8.6   Fragentyp B

Liste 1

8.049 Blutungen in allen Wandschichten

8.050 Multiple Mukosa- und Submukosa-Blutungen

8.051 Submukosa-Blutungen

8.052 Blutungen im Bereich des Mesenterialansatzes

8.053 Vorübergehende Durchblutungsstörung

8.054 Bevorzugt linke Flexur betroffen

Liste 2

A. Mesenterialarterienthrombose

B. Ischämische Enteropathie

C. Angina abdominalis

D. Schock-bedingte Mikrozirkulationsstörung

E. Angiodysplasie

8.055	8.058		
8.056	8.059		
8.057	8.060	8.6	Fragentyp B

Liste 1   Liste 2

8.055 Pseudomembranöse Entzündung   A. Ileitis regionalis

8.056 Längsgerichtete Schleimhautulzerationen

B. Tuberkulose

8.057 Quergerichtete Schleimhautulzerationen

C. Typhus abdominalis

8.058 Segmentaler Befall   D. Cholera

8.059 Fistelbildung   E. Dysenterie

8.060 Markige Schwellung der Peyerschen Plaques

8.061	8.6	Fragentyp D

Welche der folgenden Veränderungen können ein Malabsorbtionssyndrom verursachen?

1) Zelluläre Defekte der Enterozyten
2) Quantitativer Mangel an zur Resorption befähigten Enterozyten
3) Störung des subepithelialen Transportsystems
4) Störung der Absorptionszeit

8.062	8.6	Fragentyp A

Die Glutenenteropathie geht mit folgenden Veränderungen einher außer:

A. Zottenatrophie
B. Kryptenhyperplasie
C. Gesteigerte Proliferation der Enterozyten
D. Herabgesetzte Zellmauserung
E. Plasmazelluläre Infiltrate im Stroma

8.063   8.6   Fragentyp A

Welche Aussage ist richtig?

A. Gutartige epitheliale Tumoren sind die häufigsten Tumoren des Dünndarms.
B. Gutartige mesenchymale Tumoren sind im Dünndarm seltener als epitheliale.
C. Gutartige mesenchymale Dünndarmtumoren bleiben klinisch häufig unbemerkt.
D. Die meisten Dünndarmkarzinome sind im Ileum lokalisiert.
E. Die meisten Dünndarmkarzinome sind im Duodenum zu finden.

8.064   8.6   Fragentyp D

Welche Aussage oder Aussagenkombinationen sind richtig?

1) Atresien und Stenosen sind häufig im Duodenum lokalisiert.
2) Die Malrotation betrifft überwiegend den Dickdarm.
3) Der Volvulus ist eine häufige Komplikation des Mesenterium commune.
4) Das Megacolon congenitum ist nicht selten die Folge einer Malrotation.

8.065   8.7   Fragentyp D

Welche Aussage oder Aussagenkombinationen sind richtig?

1) Die Amöbenruhr ist vorwiegend im oberen Darmabschnitt lokalisiert.
2) Die bakterielle Ruhr befällt vorwiegend den unteren Abschnitt des Kolons.
3) Beide Erkrankungen können mit einer pseudomembranösen Entzündung einhergehen.
4) Amöben sind auch durch histologische Untersuchungen von Kolonbiopsien nachzuweisen.

8.066   8.7   Fragentyp D

Welche der folgenden Polypen ist (sind) echte Neoplasien?

1) Hyperplastischer Polyp
2) Tubuläres Adenom
3) Juveniler Polyp
4) Villöses Adenom

8.067   8.7   Fragentyp D

Welche Aussage oder Aussagenkombinationen zur Entstehung der Kolonadenome sind richtig?

1) Die Proliferationszone ist nach unten verschoben.
2) Die Zellen im Adenom verlieren frühzeitig die Teilungsfähigkeit.
3) Die Zellen im Adenom haben einen früheren und höheren Differenzierungsgrad.
4) Die Differenzierung bleibt aus.

8.068   8.7   Fragentyp A

Welche Aussage ist richtig?

A. Die meisten kolorektalen Adenokarzinome entstehen in Adenomen.
B. Der juvenile Polyp ist eine Präkanzerose.
C. Der hyperplastische Polyp hat ein höheres Entartungsrisiko als Adenome.
D. Der lymphoide Polyp ist häufig die Matrix von malignen Lymphomen.
E. Der Peutz-Jeghers-Polyp geht häufig mit Atypien einher.

8.069　　　　　　　8.7　　　　　　　Fragentyp A

Welches ist kein Kriterium für die Möglichkeit einer Schlingenabtragung eines Adenoms mit invasivem Karzinom?

A. Differenzierungsgrad des Karzinoms
B. Beschaffenheit der Abtragungsränder
C. Lymphgefäßeinbrüche
D. Alter des Patienten
E. Möglichkeit der regelmäßigen endoskopischen Kontrolle

8.070　　　　　　　8.7　　　　　　　Fragentyp A

Welche Aussage zur Polyposis coli ist nicht richtig?

A. Die hereditäre Polyposis coli zeigt ein hohes Entartungsrisiko.
B. Bei der hereditären Polyposis coli werden die Polypen erst im 2. bis 3. Lebensjahrzehnt manifest.
C. Bei der hereditären Polyposis coli sind die Polypen angeboren
D. Pigmentveränderungen treten gewöhnlich nicht auf.
E. Von einer Polyposis coli spricht man, wenn mehr als 100 Polypen vorliegen.

8.071　　　　　　　8.7　　　　　　　Fragentyp A

Welche Aussage ist nicht richtig?

A. Die Analfisteln gehen von der innersten Zone des Analkanals aus.
B. Entzündete Hämorrhoiden sind Vorläufer von Analfisteln.
C. Analfisteln können eine Manifestation des Morbus Crohn sein.
D. Die Colitis ulcerosa verursacht häufig eine Analfistel.
E. Eine Karzinombildung in Analfisteln ist äußerst selten.

8.072   8.7   Fragentyp A

Die Prognose des Analkarzinoms ist nicht günstig,

weil

A. es ein niedrig differenziertes Adenokarzinom ist
B. es sich um ein Plattenepithelkarzinom handelt
C. es auf dem Boden des zirkumanalen Gefäßgeflechtes zu einer frühzeitigen hämatogenen Metastasierung kommt
D. diese Tumoren frühzeitig lymphogen metastasieren
E. es zur Ausbildung von Knochenmetastasen neigt

8.073   8.8   Fragentyp D

Welche Aussage oder Aussagenkombinationen sind richtig?

1) Die akute und chronische Pankreatitis haben meist die gleiche Ätiologie.
2) Die akute und chronische Pankreatitis unterscheiden sich im Ausmaß der Nekrosen.
3) Beide Erkrankungen sind die Manifestation ein und derselben nosologischen Einheit.
4) Die chronische Pankreatitis ist die Folge wiederholter akuter kleiner tryptischer Nekrosen.

8.074   8.8   Fragentyp A

Welche morphologische Veränderung gehört nicht zur chronischen Pankreatitis?

A. Interstitielle Fibrose
B. Dichte lymphoplasmazelluläre Infiltrate
C. Kalkablagerungen
D. Fortschreiten des Verschlusses der Ausführungsgänge
E. Atrophie des exkretorischen Parenchyms

8.075   8.8   Fragentyp D

In welchen Organen kommt es bei der Mukoviszidose nicht zu pathomorphologischen Veränderungen?

1) Pankreas
2) Leber
3) Lunge
4) Schweißdrüsen

8.076   8.8   Fragentyp A

Welche Veränderungen im Pankreas sind nicht typisch für die Mukoviszidose?

A. Verschluß der Ausführungsgänge durch eingedicktes Sekret
B. Zystenbildung
C. Plattenepithelmetaplasien
D. Fibrose
E. Atrophie des Parenchyms

8.077   8.8   Fragentyp A

Welche der folgenden Veränderungen ist keine Komplikation der Mukoviszidose am Dünndarm?

A. Stenose
B. Erweiterung
C. Mekoneumileus
D. Mekoneumperitonitis
E. Dünndarmruptur

8.078   8.8   Fragentyp D

Welche Veränderungen in der Lunge sind charakteristisch
für die Mukoviszidose?

1) Sekretrückstau
2) Bronchiektasen
3) Bronchopneumonien
4) Fokale Emphyseme

8.079   8.081
8.080   8.8   Fragentyp B

Liste 1   Liste 2

8.079 Dysontogeneti-   A. Kubisch zylindrisches Epithel
      sche Zyste   B. Abgeflachtes Gangepithel
8.080 Retentionszyste   C. Plattenepithel
8.081 Pseudozyste   D. Übergangsepithel
                         E. Keine epitheliale Auskleidung

8.082   8.8   Fragentyp A

Welche Aussage ist richtig?

A. Die Retentionszysten des Pankreas sind gelegentlich
   mit Kleinhirnangiomen vergesellschaftet.
B. Pseudozysten des Pankreas neigen zur malignen Entartung.
C. Dysontogenetische Zysten können gemeinsam mit Nieren
   und Leberzysten vorkommen.
D. Retentionszysten treten nach akuter Pankreatitis auf.
E. Pseudozysten werden von metaplastischen Platten-
   epithelien ausgekleidet.

8.083   8.8   Fragentyp A

Mit wieviel Fällen an Pankreaskarzinomen pro 100 000
Einwohner ist jährlich zu rechnen?

A. 11
B. 1
C. 20
D. 45
E. 0,2

8.084   8.8   Fragentyp A

Wieviel Prozent der Pankreaskarzinome sind im Kopfanteil
der Drüse lokalisiert?

A. 3%
B. 25%
C. 65%
D. 80%
E. 95%

8.085   8.8   Fragentyp D

Welche Aussage oder Aussagenkombinationen sind richtig?

1) Das Pankreaskarzinom ist mehrheitlich ein Plattenepithelkarzinom.
2) Das Pankreaskarzinom ist mehrheitlich ein Adenokarzinom.
3) Das Pankreaskarzinom metastasiert vorwiegend hämatogen.
4) Die Häufigkeit des Pankreaskarzinoms korreliert mit dem Ausmaß des Zigarettenkonsums.

8.086   8.8   Fragentyp C

Das erste Symptom des Pankreaskarzinoms ist häufig der
Schmerz im Oberbauch,

weil

das Pankreaskarzinom mit Sitz im Pankreaskopf häufig
den Ductus choledochus einengt.

8.087   8.9   Fragentyp A

Welche Aussage ist richtig?

A. 50% der frühkindlichen prolongierten Ikterusfälle
   werden durch eine extrahepatische Gallengangsatresie
   verursacht.
B. Die extrahepatische Gallengangsatresie befällt gewöhnlich das gesamte extrahepatische Gallengangs-
   system.
C. Die Haut der betroffenen Neugeborenen ist bei der
   extrahepatischen Gallengangsatresie schon bei der
   Geburt stark ikterisch.
D. Die betroffenen Kinder sterben unbehandelt im ersten
   Halbjahr im Leberkoma.
E. Die Leber der betroffenen Patienten ist von Anfang
   an verkleinert.

8.088   8.9   Fragentyp A

Die intrahepatische Gallengangsstenose

A. führt in den meisten Fällen zu einer im ersten
   Lebenshalbjahr auftretenden Leberzirrhose
B. zeigt ausgedehnte Galleninfarkte in der Leber
C. zeigt histologisch in der Leber vermehrt Gallengänge
D. kann medikamentös behandelt werden
E. kann erfolgreich chirurgisch therapiert werden

8.089	8.9	Fragentyp A

Solitäre Leberzysten

A. sind in 5% unilokulär
B. sind in 95% multilokulär
C. treten im rechten Leberlappen doppelt so häufig auf wie im linken
D. werden immer von Zylinderepithelien ausgekleidet
E. werden von Hepatozyten ausgekleidet

8.090 8.092		
8.091 8.093	8.9	Fragentyp B

Zystenleber

Liste 1

8.090 Neonataler Typ
8.091 Perinataler Typ
8.092 Infantiler Typ
8.093 Juveniler Typ

Liste 2

A. Häufig Totgeburten
B. Portaler Hochdruck
C. Niereninsuffizienz
D. Niereninsuffizienz oder portale Hypertension
E. Leberkoma

8.094	8.9	Fragentyp C

Kindliche Patienten mit Zystenleber sterben nicht selten an einer Niereninsuffizienz,

weil

durch die Leberzysten ein hepatorenales Syndrom hervorgerufen werden kann.

8.095	8.9	Fragentyp C

Zystenlebern vom erwachsenen Typ haben eine gute Prognose,

weil

häufig nur der linke Lappen betroffen ist.

8.096   8.9   Fragentyp C

Bei kardialer Insuffizienz kommt es zu einer besonders starken Druckerhöhung in den Zentralvenen der Leber,

weil

die Lebervenen keine Klappen haben.

8.097   8.9   Fragentyp A

Stauungsstraßen in der Leber

A. sind die Folge einer akuten Stauung
B. sind die Folge einer Pfortaderthrombose
C. verbinden portale Felder
D. verbinden portale Felder und Zentralregionen miteinander
E. verlaufen zwischen Zentralregionen

8.098   8.9   Fragentyp C

Das Budd-Chiari-Syndrom verursacht eine portale Hypertension,

weil

es einen postsinusoidalen Block des Pfortaderkreislaufs verursacht.

8.099   8.9   Fragentyp D

Welche Aussage oder Aussagenkombinationen sind richtig?

1) Die trunkuläre Form des Budd-Chiari-Syndroms kann durch Tumoren ausgelöst werden.
2) Die radikuläre Form wird häufig durch chronische Intoxikationen ausgelöst.
3) Die trunkuläre Form des Budd-Chiari-Syndroms beruht in erster Linie auf einem thrombembolischen Verschluß der Venae hepaticae.
4) Die radikuläre Form ist die Folge einer Gerinnungsstörung.

8.100   8.9   Fragentyp C

Die Pfortaderthrombose führt zu einer perivenösen Fibrose der Zentralvenen,

weil

sie einen extrahepatischen präsinusoidalen Block des portalen Kreislaufs verursacht.

8.101   8.9   Fragentyp A

Welche der folgenden Veränderungen ist nicht charakteristisch für das Dubin-Johnson-Syndrom?

A. Störung der Ausscheidung von konjugiertem Bilirubin
B. Hyperbilirubinämie
C. Störung der kanalikulären Bilirubinausscheidung
D. Ablagerung eines braunen Pigmentes in der Leberzelle
E. Zentroazinäre Cholestase

8.102   8.9   Fragentyp A

Welches ist die häufigste Ursache der extrahepatischen Cholestase?

A. Lithiasis im Ductus choledochus
B. Gallengangsstrikturen
C. Tumoren
D. Cholangitis
E. Gallengangsatresie

8.103   8.9   Fragentyp C

Bei der extrahepatischen Cholestase erscheinen Gallenthrombosen zuerst in den periportalen Regionen,

weil

der gesteigerte Druck im intrahepatischen Gangsystem zu einer Erweiterung der Gänge führt.

| 8.104 | 8.9 | Fragentyp D |

Welche morphologischen Veränderungen in der Leber sind nahezu pathognomonisch für eine extrahepatische Cholestase?

1) Gallenextravasate in den portalen Feldern
2) Fedrige Degeneration der Hepatozyten
3) Galleninfarkte
4) Portale, pericholangioläre Entzündung

| 8.105 | 8.9 | Fragentyp D |

Welche Erkrankung kann zu einer intrahepatischen Cholestase führen?

1) Primäre biliäre Zirrhose
2) Chronische Leberstauung
3) Virushepatitis
4) Primär sklerosierende Cholangitis

| 8.106 | 8.9 | Fragentyp A |

Welche Veränderung gehört nicht zur destruierenden nichteitrigen Cholangitis?

A. Antimitochrondriale Antikörper
B. Kupferspeicherung
C. Granulome
D. Intralobuläre Cholestase
E. Degenerationen des Gallengangsepithels

8.107	8.110	8.113		
8.108	8.111	8.114		
8.109	8.112		8.9	Fragentyp B

Liste 1   Liste 2

8.107 Bakterienembolie der   A. Pylephlebitischer
      Leberarterien   Leberabszeß

8.108 Subkapsuläre Lage   B. Tropischer Leberabszeß

8.109 Eitrige Cholangitis   C. Pyämischer Leberabszeß

8.110 Grünliche Farbe   D. Cholangitischer Leber-
                                     abszeß
8.111 Entamoeba histolytica
                                  E. Lymphogener Leberabszeß
8.112 Begünstigt durch Stö-
      rung des Gallenabflusses

8.113 Eitrige Appendizitis

8.114 Nabelveneninfektion des
      Neugeborenen

8.115	8.9	Fragentyp A

Welche Aussage ist nicht richtig?

A. Zwischen der Aufnahme von Echinokokkuseiern und dem
   Auftreten von Echinokokkuszysten vergehen wenige
   Wochen.
B. Die äußere Kapsel der unilokulären Echinokokkuszyste
   in der Leber ist aus körpereigenem Gewebe gebildet.
C. Die Zysten sind meistens im rechten Leberlappen
   lokalisiert.
D. Durch die Ruptur einer Zyste kann eine schwere aller-
   gische Reaktion hervorgerufen werden.
E. Die Zysten können durch Bakterien superinfiziert
   werden.

8.116   8.9   Fragentyp A

Welche Aussage zum Leberzellkarzinom ist richtig?

A. Multinoduläre Formen treten bevorzugt in nicht zirrhotisch veränderten Lebern auf.
B. Die solitäre, massive Form des Leberkarzinoms findet sich vorwiegend bei der Leberzirrhose.
C. Postnekrotische oder posthepatische makronoduläre Leberzirrhosen haben ein wesentlich höheres Entartungsrisiko als die mikronodulären Leberzirrhosen.
D. Das Risiko, im Rahmen einer Leberzirrhose ein Karzinom zu entwickeln, sinkt mit der Länge der Überlebenszeit.
E. Die erhöhte Inzidenz des Leberkarzinoms in den Tropen geht mit einer erhöhten Inzidenz der Leberzirrhose einher.

8.117   8.9   Fragentyp C

Wenn sich eine alkoholische mikronoduläre Leberzirrhose in eine makronoduläre Form umwandelt, ist das Risiko, ein Leberkarzinom zu entwickeln, erhöht,

weil

durch die gesteigerte Rate des Zellverlustes und des Ersatzes die Effektivität des Karzinogens gesteigert wird.

8.118   8.9   Fragentyp D

Welche Aussage oder Aussagenkombinationen sind richtig?

1) Das Cholangiokarzinom ist häufiger als das Leberzellkarzinom.
2) Die erhöhte Inzidenz des Cholangiokarzinoms in Südostasien hat Beziehungen zur Infektion mit Leberparasiten.
3) Cholangiokarzinome sind meistens multinodulär.
4) Die Tumoren breiten sich in der Leber entlang der Gallengänge aus.

8.119　　　　　　　　8.9　　　　　　　　Fragentyp D

Welche Aussage oder Aussagenkombinationen sind richtig?

1) Langfristige Gaben von anabolen und androgenen Steroiden gehen mit einer erhöhten Inzidenz des Leberkarzinoms einher.
2) Langfristiger Gebrauch oraler Kontrazeptiva kann zu einem erhöhten Risiko für Leberzelladenome führen.
3) Anabole und androgene Steroide haben eine gegenüber weiblichen Hormonen gesteigerte Tendenz, Malignome in der Leber zu verursachen.
4) Leberzelladenome können maligne entarten.

9. Peritoneum

9.001	9.1	Fragentyp C

Aszites bedeutet eine durch Transsudation entstandene Ansammlung von Flüssigkeit im Bauchraum,

<u>weil</u>

der Eiweißgehalt dieser Flüssigkeit meist unter 3% liegt.

9.002　9.005		
9.003　9.006		
9.004　9.007	9.1	Fragentyp B

Liste 1　　　　　　　　　　Liste 2

9.002 Störung des Lymphab-　　A. Ascites saccatus
　　　　flusses im Bereich des
　　　　Ductus thoracicus　　　B. Chylöser Aszites

9.003 Traumatische Zerreißung　C. Hämorrhagischer Aszites
　　　　der Leber
　　　　　　　　　　　　　　　　D. Cholestatischer Aszites

9.004 Verwachsungen　　　　　E. Hämaskos

9.005 Tuberkulose

9.006 Perforation der Gallen-
　　　　blase

9.007 Peritonealkarzinose

9.008	9.010		
9.009	9.011	9.1	Fragentyp B

Liste 1	Liste 2
9.008 Bei Septikopyämie	A. Durchwanderungsperitonitis
9.009 Bei Pneumokokken	B. Perforationsperitonitis
9.010 Bei phlegmenöser Appendizitis	C. Metastatische Peritonitis
	D. "Genuine" Peritonitis
9.011 Bei Ulkusperforation	E. Peritonitis carcinomatosa

9.012   9.1   Fragentyp C

Bei der akuten diffusen Peritonitis kommt es häufig zu einem paralytischen Ileus,

weil

das entzündliche Exsudat eine toxische Wirkung auf die Darmmuskulatur hat.

9.013   9.1   Fragentyp D

Wie kommt es zu einer Tumorzellaussaat in das Peritoneum?

1) Direkt
2) Hämatogen
3) Lymphogen
4) Verschleppung durch den Aszites

10. Endokrine Organe

10.001   10.1   Fragentyp A

Zu dem Begriff "Hypophysenadenom" paßt nicht:

A. Mögliche hormonelle Aktivität
B. Zum Teil hormonell inaktiv
C. Kraniopharyngeom
D. Hydrozephalus
E. Vorderlappeninsuffizienz

10.002   10.1   Fragentyp D

Beim Panhypopituitarismus des Erwachsenen können wir beobachten:

1) Hypothyreose
2) Hypermenorrhoe
3) Hypoglykämie
4) Zwergwuchs

10.003   10.1   Fragentyp C

Gigantismus und Akromegalie sind auf dieselbe hormonelle Grundstörung zurückzuführen,

weil

die basophilen Hypophysenadenome meist ACTH produzieren.

| 10.004 | 10.1 | Fragentyp D |

Für den isolierten Hypopituitarismus trifft zu:

1) Angeborene Fehlfunktion
2) Häufig ACTH-Mangel
3) Meist ohne morphologisches Substrat
4) Gigantismus bei Fehlen basophiler Zellen

| 10.005 | 10.1 | Fragentyp C |

Eine relativ hohe Anzahl der Diabetes-insipidus-Fälle gehört der idiopathischen Gruppe an,

weil

sowohl bei der Lipidgranulomatose als auch beim Morbus Besnier-Boeck-Schaumann ein Diabetes insipidus entstehen kann.

| 10.006 | 10.1 | Fragentyp C |

Beim Diabetes insipidus ist die Ursache der Störung immer im Hypothalamus-Neurohypophysen-System zu suchen,

weil

das antidiuretische Hormon nur in diesem System gebildet wird.

| 10.007 | 10.2 | Fragentyp D |

Für die Aplasie der Schilddrüse trifft zu:

1) Sie ist selten.
2) Häufig mit Deszensus-Störung
3) Entwicklung eines Kretinismus
4) Das Fehlen eines Lappens kann ohne eine Hypothyreose verlaufen.

10.008   10.2   Fragentyp C

Eine sehr ausgeprägte Struma kann sich bereits bei Kindern entwickeln,

weil

die Schilddrüsenhormonproduktion durch hereditäre Enzymdefekte blockiert sein kann.

10.009 10.012
10.010 10.013
10.011 10.014   10.2   Fragentyp B

Liste 1   Liste 2

10.009 Thyreoiditis Hashimoto   A. Euthyreose

10.010 Thyreoiditis de Quervain B. Hyperthyreose

10.011 Struma nodosa basedowi- C. Fremdkörperriesen-
       ficata   zellen

10.012 Struma Riedel   D. Plasmazellen

10.013 Struma nodosa colloides E. Schwielengewebe

10.014 Toxisches Adenom

10.015   10.2   Fragentyp D

Für die Schilddrüsenkarzinome ist zutreffend:

1) Das papilläre Karzinom metastasiert überwiegend lymphogen.
2) Beim C-Zell-Karzinom findet sich Amyloid im Stroma.
3) Undifferenzierte Karzinome treten im höheren Lebensalter auf.
4) Hämatogene Metastasen bilden sich bevorzugt in Lunge und Leber.

10.016	10.1	
	10.2	
	10.3	Fragentyp D

Bei der Autoimmun-Polyendokrinopathie liegt häufig vor:

1) Hypothyreose
2) Hypokalzämie
3) Morbus Addison
4) Panhypopituitarismus

10.017	10.3	Fragentyp C

Die primäre Epithelkörperchen-Hyperplasie besteht in einer Vergrößerung aller 4 Nebenschilddrüsen,

weil

die Parenchymzellen bei der Hyperplasie groß und hell sind.

10.018 10.020		
10.019	10.4	Fragentyp B

Ordnen Sie den folgenden Pankreastumoren den am besten passenden Begriff der Liste 2 zu:

Liste 1   Liste 2

10.018 B-Zell-Adenome   A. Diabetes mellitus

10.019 A-Zell-Adenome   B. Nephrokalzinose

10.020 D-Zell-Adenome   C. Hypoglykämische Krisen

                        D. Magen-Darmgeschwüre

                        E. Akromegalie

10.021   10.4   Fragentyp C

Das sichere Zeichen für die Malignität eines Inselzelltumors des Pankreas ist das Vorliegen von Metastasen,

weil

die histologische Abgrenzung zwischen Inselzelladenom und -karzinomen schwierig sein kann.

10.022   10.5   Fragentyp A

In der Resistenzphase einer anhaltenden Streßsituation zeigt die Nebennierenrinde im allgemeinen:

A. Atrophie
B. Lipidentspeicherung
C. Normale Verhältnisse
D. Hyperplasie und Lipidfülle
E. Disseminierte Nekrosen

10.023   10.5   Fragentyp D

Die Hypoplasie der Nebennieren ist am häufigsten anzutreffen als Folge

1) einer chronischen Infektion
2) eines genetischen Defektes
3) einer langdauernden Belastung
4) der Anenzephalie

10.024   10.5   Fragentyp D

Für das Waterhouse-Friderichsen-Syndrom trifft zu:

1) Am häufigsten bei Meningokokken-Infektion
2) Häufiges Auftreten bei Erwachsenen
3) Hämorrhagische Infarzierung beider Nebennieren
4) Nebennierenrindeninsuffizienz als Todesursache

10.025   10.5   Fragentyp C

Die Ursache für das Cushing-Syndrom ist immer im Bereich der endokrinen Drüsen zu suchen,

weil

das Syndrom nur als Ausdruck der primären Hyperfunktion einer endokrinen Drüse vorkommt.

10.026   10.5   Fragentyp D

Für die Veränderung der Nebennierenrinde beim Conn-Syndrom trifft zu:

1) Es handelt sich meist um ein Adenom.
2) Der Tumor ist lipidreich.
3) Es kann sich um eine Hyperplasie handeln.
4) Das Adenom kann eine starke Kernpolymorphie zeigen.

10.027   10.5   Fragentyp A

Für die Nebennierenrindenkarzinome trifft zu:

A. Sie kommen schon im frühesten Kindesalter vor.
B. Sie setzen fast nur hämatogene Metastasen.
C. Sie sind immer endokrin stumm.
D. Sie zeigen Kernpolymorphie, jedoch kaum Mitosen.
E. Sie sind meist gut abgekapselt.

10.028   10.6   Fragentyp D

Für das Phäochromozytom trifft zu:

1) Bevorzugtes Auftreten bei Kindern
2) Biologische Gutartigkeit
3) Die Zellen sind klein und homogen
4) Die Zellkerne sind häufig polymorph

10.029		
10.030	10.6	Fragentyp B

Liste 1	Liste 2
10.029 Neuroblastom	A. Conn-Syndrom
10.030 Phäochromo-zytom	B. Nebennierenrindenzellen
	C. Großzellig, kapillarreich
	D. Sehr lipidreiche Zellen
	E. Rosetten

11. Nieren

11.001	11.005	11.009		
11.002	11.006	11.010		
11.003	11.007	11.011		
11.004	11.008		11.1	Fragentyp B

Liste 1

11.001 Fehlende Aszension

11.002 Störung der Ausdifferenzierung des metanephrogenen Gewebes

11.003 Zysten im Nierenlager

11.004 Masse der Niere unter 50%

11.005 Gelegentlich in Verbindung mit einer Ösophagusatresie

11.006 Potter-Syndrom

11.007 Häufig Pyelonephritiden

11.008 Tendenz zur Ausbildung einer Hufeisenniere

11.009 Reduzierte Zahl an Nierenkelchen

11.010 Nicht mit dem Leben vereinbar

11.011 Nicht selten kombiniert mit einer Lungenhypoplasie

Liste 2

A. Einseitige Nierenagenesie

B. Doppelseitige Nierenagenesie

C. Nierenhypoplasie

D. Nierendysplasie

E. Beckenniere

11.012   11.1   Fragentyp A

Welche Aussage zur Zystenniere vom adulten Typ ist nicht richtig?

A. Die Ursache der Zysten beruht auf einem Kommunikationsstop zwischen Tubuli und Sammelröhren.
B. Histologisch finden sich von Sammelröhren und distalen Tubulusabschnitten herrührende Zysten.
C. Zwischen den Zysten ist oft noch normales Nierengewebe vorhanden.
D. Die Zahl der Nephronen ist meist reduziert.
E. Die Mehrzahl der Patienten stirbt im 4. bis 6. Lebensjahrzehnt an den Komplikationen.

11.013   11.1   Fragentyp D

Welche Aussage oder Aussagenkombinationen zur Nierenzyste sind richtig?

1) Nierenzysten können angeboren sein.
2) Nierenzysten können erworben sein.
3) In Schrumpfnieren kann es zur Ausbildung von Nierenzysten kommen.
4) Erworbene Nierenzysten finden sich nur in pyelonephritisch veränderten Nieren.

11.014   11.2   Fragentyp A

Um wieviel % muß der Lumenquerschnitt einer Nierenarterie vermindert sein, damit ein Goldblatt-Phänomen ausgelöst werden kann?

A. > 30%
B. > 50%
C. > 70%
D. > 90%
E. 100%

11.015	11.2	Fragentyp A

Welches ist die Hauptursache der einseitigen Nierenarterienstenose beim Erwachsenen?

A. Atherome

B. Organisierte Thrombembolien

C. Fibromuskuläre Dysplasie

D. Intimamyofibrose

E. Abknickung der Nierenarterie bei Nephroptose

11.016	11.2	Fragentyp D

Welche Aussage oder Aussagenkombinationen zur benignen Nephrosklerose sind richtig?

1) Die benigne Nephrosklerose kommt beim Hypertoniker häufiger vor als beim gleichaltrigen Normotoniker.
2) Die benigne Nephrosklerose ist gekennzeichnet durch Insudation von Plasmabestandteilen in Intima und Media.
3) Die benigne Nephrosklerose kann zur sog. roten Granularatrophie führen.
4) Die benigne Nephrosklerose kommt nur beim Hypertoniker vor.

11.017	11.2	Fragentyp C

Die primär maligne Nephrosklerose ist die Folge eines Hypertonus,

weil

der erhöhte Druck zu einer Überdehnung der Nierengefäßwände führt.

11.018   11.2   Fragentyp A

Welche Aussage ist nicht richtig?

A. Die primäre maligne Nephrosklerose wird durch einen malignen Hypertonus verursacht.
B. Patienten mit einer primären malignen Nephrosklerose haben häufig eine maligne Hypertonie.
C. Die primäre maligne Nephrosklerose kann als Hauptkomplikation des hämolytisch-urämischen Syndroms auftreten.
D. Patienten mit einer primären malignen Nephrosklerose sterben meist an Niereninsuffizienz.
E. Intrarenale Blutgerinnungsstörungen spielen in der Pathogenese der malignen primären Nephrosklerose eine wichtige Rolle.

11.019   11.2   Fragentyp C

Der akute thrombotische Verschluß beider Nierenarterien kann zu einem sofortigen Funktionsverlust der Niere führen,

weil

es zu einer hämorrhagischen Infarzierung kommt.

11.020   11.2   Fragentyp D

Welche Aussage oder Aussagenkombinationen sind richtig?

1) Beim Säugling werden Nierenvenenthrombosen häufig durch eine Exsikkose hervorgerufen.
2) Die Folge einer akuten Nierenvenenthrombose ist häufig eine massive Hämaturie.
3) Als Folge einer länger bestehenden Nierenvenenthrombose kann ein nephrotisches Syndrom auftreten.
4) Die Folge eines akuten Verschlusses der Nierenvenen ist die hämorrhagische Infarzierung.

11.021   11.3   Fragentyp A

Welche Veränderung steht als Ursache der Ausscheidungsstörung der Niere beim Schock im Vordergrund?

A. Interstitielles Ödem
B. Eiweißzylinder in der Lichtung der Harnkanälchen
C. Ischämische Schädigung der Tubulusepithelien.
D. Verlegung der Kapillaren der Glomeruli durch Fibringerinnsel
E. Verschluß der Vasa afferentia

11.022   11.3   Fragentyp D

Welches ist das morphologische Substrat der tubulären Insuffizienz?

1) Schwellung der Tubulusepithelien
2) Epithelnekrosen in den Tubuli
3) Epithelregenerate in den Tubuli
4) Subtotale Nierenrindennekrose

11.023   11.3   Fragentyp C

Bei der Obduktion zeigen die Schocknieren verengte Lichtungen der Tubuli,

weil

es zu einer postmortalen Verschiebung von Flüssigkeit vom intra- in den extrazellulären Raum kommt.

11.024 11.3 Fragentyp D

Warum kommt es beim akuten schockbedingten Nierenversagen zu einer Verminderung der Harnausscheidung?

1) Verminderte Na^+-Rückresorption durch die Tubulusepithelien
2) Gesteigerte Resorption von Na^+ durch die Tubulusepithelien
3) Erhöhte Na^+-Konzentration in den distalen Tubuli
4) Verminderte Na^+-Konzentration in den distalen Tubuli

11.025 11.3 Fragentyp C

Beim akuten Nierenversagen kommt die Glomerulusfiltration zum Erliegen,

weil

die Glomerulusfunktion durch eine Erhöhung der Na^+-Konzentration im distalen Tubuluskonvolut beeinflußt wird.

11.026 11.3 Fragentyp D

Welcher Faktor oder welche Faktoren beeinflussen die Prognose der Nierenrindennekrose?

1) Atrophie der Tubuli
2) Mitbeteiligung der Glomeruli
3) Interstitielle Fibrose
4) Ödem des Nierenmarks

11.027 11.4 Fragentyp C

Bei der toxischen Tubulopathie sind primär die Hauptstückepithelien befallen,

weil

die toxischen Substanzen nach der Glomerulusfiltration von den Hauptstückepithelien resorbiert und angereichert werden.

11.028	11.4	Fragentyp D

Welche Aussage oder Aussagenkombinationen sind richtig?
Die Analgetikanephropathie führt in der Niere zur (zu)

1) erhöhten Anfälligkeit gegenüber Infektionen
2) erhöhten Inzidenz von Nierenbeckenkarzinomen
3) Papillennekrosen
4) einer spezifischen Form der interstitiellen Nephritis

11.029	11.5	Fragentyp A

Welche Aussage zur Nierentuberkulose ist richtig?

A. Die Miliartuberkulose der Niere ist häufig einseitig.
B. Die verkäsende Nierentuberkulose entsteht meistens aszendierend.
C. Die verkäsende Nierentuberkulose beginnt meistens in der Nierenrinde.
D. Die Voraussetzung zur Entwicklung einer tuberkulösen Kittniere ist eine intakte kontralaterale Niere.
E. Die verkäsende Nierentuberkulose ist beim weiblichen Geschlecht häufiger.

11.030	11.6	Fragentyp C

Die dystrophische Form der Nephrokalzinose beginnt im Zentrum des Niereninfarkts,

weil

die Kalziumpräzipitation durch eine Alkalisierung des Gewebes begünstigt wird.

| 11.031 | 11.6 | Fragentyp C |

Die metastatische Nephrokalzinose tritt vorwiegend in der Nierenrinde auf,

weil

selbst unter physiologischen Bedingungen die Kalziumkonzentration hier am höchsten ist.

| 11.032 | 11.6 | Fragentyp C |

Die metastatische Nephrokalzinose tritt nur bei einer Hyperkalzämie auf,

weil

die Hyperkalzämie die Funktion der Tubulusepithelien stört.

| 11.033 | 11.6 | Fragentyp D |

An welchen Strukturen in der Niere sind bei der Nephrokalzinose Kalziumablagerungen nachzuweisen?

1) Mitochondrien
2) Lysosomen
3) Tubuläre Basalmembranen
4) Glomeruläre Basalmembranen

| 11.034 | 11.7 | Fragentyp A |

Welches ist die häufigste Ursache der renalen Amyloidose?

A. Chronische Entzündungen
B. Plasmozytom
C. Morbus Waldenström
D. Hypernephroides Karzinom
E. Morbus Hodgkin

11.035 11.7 Fragentyp A

Wo treten in der Niere Amyloidablagerungen zuerst auf?

A. Basalmembran der Sammelröhre
B. Vasa afferentia
C. Basalmembran der Tubuli contorti
D. Basalmembran der glomerulären Kapillaren
E. Mesangium

11.036 11.7 Fragentyp C

Die Proteinurie ist das Hauptsymptom der Nierenamyloidose,

weil

durch die Amyloidablagerung in den tubulären Basalmembranen die Eiweißrückresorption gestört wird.

11.037 11.7 Fragentyp D

Welche der folgenden Symptome können die Folge einer Nierenamyloidose sein?

1) Proteinurie
2) Nephrotisches Syndrom
3) Mikrohämaturie
4) Diabetes insipidus

11.038 11.8 Fragentyp D

Welcher Faktor oder welche Faktoren können zu einer Einschränkung der Nierenfunktion bei der Gicht führen?

1) Ablagerungen von Harnsäurekristallen mit umgebender entzündlicher Reaktion
2) Interstitielle Nephritis durch Analgetikaabusus
3) Chronische Bleivergiftung
4) Ablagerung von Harnsäurekristallen in den glomerulären Basalmembranen

11.039	11.042	11.045		
11.040	11.043	11.046		
11.041	11.044	11.047	11.9	Fragentyp B

Liste 1   Liste 2

11.039 Obliteration der inter-   A. Lupus erythematodes
       lobulären Arterien
                                  B. Sklerodermie
11.040 Immunvaskulitis
                                  C. Goodpasture-Syndrom
11.041 Drahtschlingenphänomen
                                  D. Wegener-Granulomatose
11.042 Periglomerulitis
                                  E. Schönlein-Henoch-Pur-
11.043 Destruierende Glomeru-   pura
       litis

11.044 Antibasalmembran-
       Antikörper

11.045 Multiple Infarkte

11.046 Hämatoxylinkörper in
       den Glomeruli

11.047 Hämorrhagische Glome-
       rulitis

11.048   11.11   Fragentyp A

Welche Aussage zum Adenokarzinom (hypernephroides Karzinom) der Niere ist richtig?

A. Der Tumor entsteht aus versprengten Nebennierenkeimen.

B. Der Tumor nimmt seinen Ausgang vom Epithel der Tubuli.

C. Hämatogene Metastasen sind selten.

D. Die Metastasierung erfolgt primär lymphogen.

E. Frauen sind wesentlich häufiger betroffen.

12. Ableitende Harnwege

12.001	12.004		
12.002	12.005		
12.003		12.1	Fragentyp B

Liste 1

12.001 Rötung der Schleimhaut
12.002 Keine echte Entzündung
12.003 Folge einer chronischen Entzündung
12.004 Ausbildung kleiner Zysten
12.005 Multiple Lymphfollikel

Liste 2

A. Pyelitis cystica
B. Pyelitis follicularis
C. Eitrige Pyelitis
D. Spezifische Pyelitis
E. Pseudomembranöse Pyelitis

12.006	12.009	12.012	
12.007	12.010		
12.008	12.011	12.1	Fragentyp B

Liste 1

12.006 Gasbildende Bakterien
12.007 Rasche Heilung durch Entfernung der erkrankten Niere
12.008 Plattenepithelmetaplasien
12.009 Entwicklung einer Schrumpfniere
12.010 Folge von Rückenmarkerkrankungen
12.011 Infiltrate in der Muskulatur
12.012 Bei Blasenlähmungen

Liste 2

A. Chronische Urozystitis
B. Interstitielle Urozystitis
C. Pseudomembranöse Urozystitis
D. Urocystitis emphysematosa
E. Urocystitis tuberculosa

12.013   12.1   Fragentyp D

Wodurch können steinbildende Ausfällungen im Harn entstehen?

1) Überschuß von löslichen Stoffen im Harn
2) Fremdkörper
3) Fehlerhafte Mischung der löslichen Stoffe
4) Entzündung der Schleimhäute

12.014   12.016
12.015   12.017   12.1   Fragentyp B

Liste 1   Liste 2

12.014 Alkalischer Urin   A. Uratsteine
12.015 Häufig kombiniert mit   B. Oxalatsteine
       Uratsteinen   C. Phosphatsteine
12.016 Gelbrote Farbe   D. Xanthinsteine
12.017 Häufig Schleimhaut-   E. Cystinsteine
       verletzungen

12.018   12.1   Fragentyp C

Nierensteine können in jedem Abschnitt der ableitenden Harnwege vorkommen,

weil

eine Verschiebung des Urin-pH zur alkalischen Seite die Steinbildung begünstigt.

12.019   12.1   Fragentyp D

Welche der folgenden Nierensteine dürften in erster Linie durch Präzipitation von Kristallen in einer übersättigten Lösung entstehen?

1) Uratsteine
2) Karbonatsteine
3) Cystinsteine
4) Kalziumoxalatsteine

12.020 12.1 Fragentyp D

Welche Folgen kann die Steinbildung in den ableitenden Harnwegen hervorrufen?

1) Harnabflußstörung
2) Hämaturie
3) Hydronephrose
4) Pyurie

12.021 12.024 12.027
12.022 12.025 12.028
12.023 12.026   12.1   Fragentyp B

Liste 1

12.021 Mehr als sieben Zellschichten und Superfizialzellen

12.022 Weniger als sieben Zellschichten

12.023 Erheblich mehr als sieben Zellschichten und Superfizialzellen

12.024 Erheblich mehr als sieben Zellschichten ohne Superfizialzellen

12.025 Keine Kernveränderungen

12.026 Gelegentliche Kernhyperchromasien

12.027 Hyperchromasie in 25 bis 50% der Zellen

12.028 Hyperchromasie in mehr als 50% der Zellen

Liste 2

A. Papillom
B. Papilläres Karzinom Grad 1
C. Papilläres Karzinom Grad 2
D. Papilläres Karzinom Grad 3
E. Adenomatöser Polyp

13. Männliche Geschlechtsorgane

13.001 13.004		
13.002 13.005		
13.003	13.1	Fragentyp B

Liste 1

13.001 Eitrige Prostatitis
13.002 Granulomatöse Prostatitis
13.003 Tuberkulöse Prostatitis
13.004 Myoglanduläre Hyperplasie der Prostata
13.005 Aktinomykose der Prostata

Liste 2

A. Infektion mit Aktinomyzeten
B. Langhanssche Riesenzellen und Epitheloidzellen
C. Unspezifisches Granulationsgewebe
D. Mikroabszesse
E. Proliferation von glatten Muskelzellen und Drüsenepithelien

| 13.006 | 13.1 | Fragentyp A |

Welche Areale der Prostata proliferieren meist beim Prostatakarzinom?

A. Periurethrale Drüsenanteile
B. Innendrüse
C. Außendrüse
D. Colliculus seminalis
E. Bindegewebskapsel

13.007	13.010		
13.008	13.011		
13.009		13.1	Fragentyp B

Liste 1   Liste 2

13.007 Prostatakarzinom   A. Übergangsepithel
       Stadium III
                                 B. Tumorabsiedelung in Pro-
13.008 Hellzelliges Pro-   stata, Lymphknoten und
       statakarzinom   Skelett

13.009 Urothelkarzinom   C. Reagieren auf Hormon-
                                    therapie
13.010 Sog. Prostatahyper-
       trophie   D. Anstieg der sauren Phos-
                                    phatasen
13.011 Skelettmetastasen
                                 E. Balkenharnblase

13.012	13.2	Fragentyp A

Was versteht man unter Kryptorchismus?

A. Entzündliche Hodenalteration
B. Hydrocele spermatica
C. Torsion des Samenstranges
D. Maldescensus testis mit Hoden in Bauchhöhle oder Leistenregion
E. Anlage von drei Tests

13.013	13.2	Fragentyp A

Was findet man häufig bei kryptorchen Hoden?

A. Sklerose des Hodenparenchyms
B. Hyperplasie der Tubuli contorti
C. Maligne Entartung
D. Nekrosen der Leydigschen Zwischenzellen
E. Polyspermie

| 13.014 | 13.2 | Fragentyp D |

Beim Klinefelter-Syndrom (47 XXY) findet man

1) kleine längsovale Hoden
2) Verschlüsse der Arteriolen
3) Fibrose des Hodens und mäßige Proliferation der Leydigschen Zwischenzellen
4) Proliferation der Sertoli-Zellen

| 13.015 | 13.2 | Fragentyp D |

Eine Spermatozele (Samenbruch) kann wo lokalisiert sein?

1) Hoden
2) Nebenhoden
3) Samenstrang
4) Prostata

13.016 13.019		
13.017 13.020		
13.018	13.2	Fragentyp B

Liste 1   Liste 2

13.016 Aspermie   A. Wenig Spermien

13.017 Oligospermie   B. Fehlen von Spermien

13.018 Nekrospermie   C. Agenesie der Hoden

13.019 Klinefelter-   D. Nekrose der Spermien
       Syndrom   E. Verdichtung der tubulären
13.020 Anorchie   Basalmembranen

13.021 13.2 Fragentyp A

Welche Prozesse überwiegen bei der Epididymitis tuberculosa?

A. Proliferative Prozesse
B. Exsudativ-käsige Prozesse
C. Hämorrhagische Prozesse
D. Fibrosierende Prozesse
E. Kolliquationsnekrotische Prozesse

13.022 13.2 Fragentyp D

Was findet der Histologe bei einer Mumpsorchitis?

1) Lymphozytäre Infiltrate
2) Nekrose der Epithelien der Samenkanälchen
3) Narbige Verödung des Hodenparenchyms
4) Verkäsende Granulome

13.023 13.026
13.024 13.027
13.025   13.2   Fragentyp B

Liste 1   Liste 2

13.023 Seminom   A. Treten zwischen dem 20. und
13.024 Differenziertes   35. Lebensjahr auf
       Teratom   B. Strahlensensibel
13.025 Embryonales   C. Synzytiotrophoblastäres und
       Karzinom   zytotrophoblastäres Gewebe
13.026 Adenoma tubulare   D. Dottersackgewebe
       testis   E. Hyperplasie der Sertoli-
13.027 Trophoblasti-   Zellen
       sches Teratom

13.028   13.2   Fragentyp C

Ein Leydigzelltumor bei Kindern kann klinisch diagnostiziert werden,

weil

häufig eine Pubertas praecox beobachtet wird.

13.029   13.2   Fragentyp A

Wo liegt die seröse, eiweißhaltige Flüssigkeit bei der Hydrocele testis?

A. Zwischen den Scheidenhäuten des Hodens
B. Zwischen der A. und der V. spermatica
C. Zwischen den Samenkanälchen
D. Zwischen Integumentum commune und Processus vaginalis
E. Zwischen den Fasern des Musculus cremaster

13.030   13.3   Fragentyp A

In welchem Lebensalter beobachtet man das Lymphangioma cysticum penoscrotale?

A. Zwischen dem 50. und 60. Lebensjahr
B. Zwischen dem 20. und 30. Lebensjahr
C. Bei Hochbetagten
D. Bei Neugeborenen
E. In der Pubertät

13.031   13.3   Fragentyp D

Was ist der Schrittmacher für eine Balanitis?

1) Phimose
2) Diabetes mellitus
3) Spirochaeta refringens
4) Brucella militensis

13.032	13.035		
13.033	13.036		
13.034		13.3	Fragentyp B

Liste 1

Liste 2

13.032 Leukoplakie der Vorhaut

A. Status spongiosus im Stratum spinosum

13.033 Erythroplasie der Corona glandis

B. Verhornende Plattenepithelverbände

13.034 Peniskarzinom

C. Hyperkeratose des Übergangsepithels

13.035 Induratio penis plastica

D. Proliferation von glatten Muskelzellen

13.036 Leiomyoblastisches Sarkom des Penis

E. Keloidähnliches Gewebe

14. Weibliche Geschlechtsorgane

14.001   14.1   Fragentyp A

Die Dysgenesie des Ovars zeichnet sich aus durch

A. subkortikale Fibrose
B. Zystenbildung
C. Atrophie und Induration
D. fehlende Entwicklung
E. Vermehrung der Eierstöcke

14.002   14.1   Fragentyp C

Bei der Dysgenesie des Ovars wird eine vermehrte Follikelbildung beobachtet,

weil

diese Fehlbildung auf eine Vermehrung der X-Chromosomen zurückzuführen ist.

14.003   14.1   Fragentyp D

Beim Stein-Leventhal-Syndrom kann beobachtet werden:

1) Follikelzystenbildung
2) Vermehrung des Stromas der Ovarien
3) Vergrößerung der Ovarien
4) Vermehrung der Androgenproduktion

14.004   14.1   Fragentyp A

Sog. Schokoladenzysten des Ovars entstehen durch sekundäre Veränderungen bei

A. Endometriose
B. polyzystischem Ovar
C. eitriger Oophoritis
D. Luteinzysten
E. Granulosazelltumoren

14.005   14.1   Fragentyp D

Die Bedeutung der Corpus-luteum-Zysten besteht in der

1) malignen Entartung
2) Oestrogenproduktion
3) Virilisierung
4) Rupturmöglichkeit

14.006 14.009 14.012
14.007 14.010 14.013
14.008 14.011 14.014   14.1   Fragentyp B

Liste 1   Liste 2

14.006 Verschiedene reife Gewebe-   A. Muzinzystom
       anteile   B. Granulosazell-
14.007 Etwa 10% maligne   tumor
14.008 Geschwulst des Ovarial-   C. Dermoidzyste
       stromas   D. Dysgerminom
14.009 Haut mit Anhangsgebilden   E. Krukenberg-Tumor
14.010 Magenkarzinom
14.011 "Seminom des Ovars"
14.012 Pubertas praecox
14.013 Pseudomyxoma peritonei
14.014 Hohe Strahlensensibilität

14.015　　　　　　　　14.1　　　　　　　　Fragentyp C

Die Dermoidzyste des Ovars zeichnet sich durch vorwiegende Proliferation des mittleren Keimblattes aus,

weil

beim Teratom des Ovars auch Knochen- und Zahnbildung beobachtet werden kann.

14.016　　　　　　　　14.2　　　　　　　　Fragentyp A

Die unspezifische Salpingitis entsteht am häufigsten

A. hämatogen
B. kanalikulär
C. lymphogen
D. postoperativ
E. nach ektopischer Gravidität

14.017　　　　　　　　14.2　　　　　　　　Fragentyp D

Zur tuberkulösen Salpingitis gehört im allgemeinen:

1) Doppelseitigkeit
2) Primäre tuberkulöse Endometritis
3) Hämatogene Entstehung
4) Fehlende Verkäsung

14.018　　　　　　　　14.2　　　　　　　　Fragentyp D

Als Folge der unspezifischen Salpingitis kann beobachtet werden:

1) Hydrosalpinx
2) Narbige Verödung
3) Hämatosalpinx
4) Sactosalpinx purulenta

14.019	14.2	Fragentyp C

Die Endometriose der Tuben kann möglicherweise durch das Anwachsen verschleppter Endometriumstücke entstehen,

weil

die Endometriosis externa zu intraabdominalen Verwachsungen führen kann.

14.020	14.3	Fragentyp D

Beim Uterus bicornis beobachten wir stets:

1) Doppeltes Cavum corporis uteri
2) Verdoppelung des Zervikalkanals
3) Unvollständige Vereinigung der Organanlagen
4) Unterschiedlich ausgeprägte Hypoplasie

14.021	14.3	Fragentyp C

Beim Uterus bicornis wird im allgemeinen eine ein- oder doppelseitige Hypoplasie der Ovarien beobachtet,

weil

die Mißbildung auf einer Störung der hormonabhängigen Entwicklung beruht.

14.022	14.3	Fragentyp A

Zum Verlauf einer glandulären Endometriumhyperplasie gehört nicht:

A. Die Proliferation des endometrialen Stromas
B. Die Entwicklung sog. Matronenpolypen
C. Das Überwiegen der Gelbkörperhormone
D. Das Ausbleiben einer regelrechten Sekretionsphase
E. Das mögliche Vorliegen eines Ovarialtumors

14.023   14.3   Fragentyp D

Die Einnahme von Ovulationshemmern kann am Endometrium zu folgenden Veränderungen führen:

1) Unvollständige Entwicklung von Drüsen und Stroma
2) Vorzeitiges Auftreten der Sekretionserscheinungen
3) Deziduale Stromaumwandlung
4) Adenomatöse Proliferation

14.024   14.3   Fragentyp A

Für die Endometriosis interna trifft zu:

A. Auftreten von Endometriumherden im Myometrium
B. Häufige Ausbildung sog. Schokoladenzysten
C. Verminderung der Menstruationsblutung
D. Unabhängigkeit von hormonellen Einflüssen
E. Hyperplasie der inneren Endometriumschichten

14.025   14.3   Fragentyp D

Der papilläre adenomatöse Polyp des Endometrium ist

1) nicht kontrollbedürftig
2) gutartig
3) von glatter Oberfläche
4) rezidivfreudig

14.026   14.3   Fragentyp D

Bei der adenomatösen Hyperplasie des Endometriums beobachtet man im Gegensatz zur glandulärzystischen Hyperplasie:

1) Erhöhtes Entartungsrisiko
2) Geringere Stromaentfaltung
3) Ausgeprägtere Drüsenwucherung
4) Autonome Proliferation

14.027   14.3   Fragentyp A

Für den Polypen der Cervix uteri trifft folgende Feststellung nicht zu:

A. Mögliches multiples Auftreten
B. Häufig von der Zervixschleimhaut ausgehend
C. Gutartigkeit
D. Meistens aus dem submukösen Gewebe entstanden
E. Plattenepithel kann als Bestandteil auftreten

14.028   14.3   Fragentyp C

In einem Zervixschleimhautpolypen kommt es oft zur Entwicklung eines Plattenepithelkarzinoms,

weil

die Plattenepithelmetaplasie oft infolge entzündlicher Veränderungen entsteht.

14.029   14.3   Fragentyp D

Welche der folgenden Feststellungen trifft (treffen) für das Myom des Uterus zu?

1) Überwiegend im Korpusbereich lokalisiert.
2) Häufig als Rhabdomyome anzutreffen.
3) Nekrosen können bei gutartigen Tumoren auftreten.
4) Sarkomatöse Entartung ist häufig.

14.030					14.3					Fragentyp A

Für das Karzinom des Corpus uteri trifft folgende
Feststellung nicht zu:

A. Es handelt sich um Adenokarzinome.
B. Frühes Tiefenwachstum ist möglich.
C. Lymphogene und hämatogene Metastasierung.
D. Auftreten bei Nullipara häufig früher als bei Multipara.
E. Unabhängigkeit vom hormonellen Einfluß.

14.031					14.3					Fragentyp C

Die Entwicklung pelviner Lymphknotenmetastasen beim
Karzinom des Corpus uteri hat keine prognostische
Bedeutung,

weil

sowohl der Primärtumor als auch diese Metastasen
operativ entfernt werden können.

14.032					14.3					Fragentyp D

Folgende Feststellungen sind beim Carcinoma in situ
der Portio uteri möglich:

1) Atypische Zellen bis in mittlere Epithelschichten
2) Durchbrechung der Basalmembran
3) Metastasierungsneigung
4) Ausbreitung in Drüsen der Cervix uteri

14.033					14.3					Fragentyp C

Nicht bei allen Fällen von Dysplasie des Portioepithels
ist die sofortige operative Entfernung notwendig,

weil

nur die schwere Dysplasie ein höheres Entartungsrisiko
bedeutet.

14.034   14.3   Fragentyp A

Wird ein Carcinom in situ der Portio uteri nicht entfernt, sondern beobachtet, ist mit einem invasiven Karzinom zu rechnen nach durchschnittlich etwa

A. 6 - 12 Monaten
B. 2 - 4 Jahren
C. 5 - 7 Jahren
D. 8 - 10 Jahren
E. 11 - 13 Jahren

14.035   14.3   Fragentyp C

Das infiltrierend wachsende Karzinom der Cervix uteri ist im allgemeinen ein Plattenepithelkarzinom,

weil

das seltenere Adenokarzinom meistens durch Entartung von Resten des Wolff-Ganges entsteht.

14.036   14.3   Fragentyp D

Folgende Feststellungen zum invasiven Portiokarzinom sind zutreffend:

1) Ein Carcinoma in situ ist die obligate Vorstufe.
2) Die Infiltration unterer Scheidenabschnitte entspricht mindestens dem Stadium II.
3) Die Basalmembran des Oberflächenepithels muß nicht durchbrochen sein.
4) Bei erfolgter Durchsetzung der Beckenwand ist mindestens das Stadium III erreicht.

14.037   14.3   Fragentyp D

Die Diagnose "Dysplasie des Portioepithels" bedeutet
in jedem Fall das Vorliegen von

A. Zellatypie
B. Entzündung
C. ektopischem Gewebe
D. Polypen
E. Malignität

14.038   14.4   Fragentyp D

Bei der typischen Leukoplakie der Vulva können folgende
Veränderungen auftreten:

1) Bowenoide Umwandlung der Zellen
2) Entzündliche Infiltration
3) Vakuolige Degeneration der Basalzellen
4) Verdickung des Oberflächenepithels

14.039   14.4   Fragentyp A

Für die Craurosis vulvae ist folgende Veränderung
nicht charakteristisch:

A. Atrophie des Oberflächenepithels
B. Atrophie der gesamten Schleimhaut
C. Vakuolige Degeneration der Basalzellen
D. Myxomatöse Auflockerung des Corium
E. Entzündliche Infiltration

14.040   14.4   Fragentyp C

Der Morbus Bowen der Vulva ist als sog. Präkanzerose
anzusehen,

weil

sich aus dieser Erkrankung invasive Karzinome und
Metastasen entwickeln können.

14.041 14.044
14.042 14.045
14.043   14.4   Fragentyp B

Liste 1   Liste 2

14.041 Vagina   A. Lange stationär, ohne
14.042 Morbus Paget   Invasion
       der Vulva   B. Hidradenom
14.043 Vulvakarzi-   C. Condyloma acuminatum
       nom   D. Inguinale und iliakale
14.044 Gutartiger   Lymphknotenmetastasen
       Vulvatumor   E. Sarcoma botryoides
14.045 Virus

14.046   14.5   Fragentyp D

Die akute eitrige Mastitis entwickelt sich im allgemeinen durch

1) direkte Infektion bei Stillung
2) entzündliche Reaktion bei Sekretstau
3) Übergreifen eines Erysipels der Haut
4) Fortschreiten eines Lupus vulgaris

14.047   14.5   Fragentyp C

Tuberkelähnliche Veränderungen sind charakteristisch für die chronische granulomatöse Mastitis,

weil

sich bei der eitrigen Mastitis sowohl innerhalb als auch außerhalb des Drüsenkörpers Abszesse entwickeln können.

14.048   14.5   Fragentyp D

Bei der chronischen Mastopathie können wir folgende
Veränderungen beobachten:

1) Fibrose mit einfachen Zysten
2) Papillomatöse Epithelproliferate
3) Fibrose mit Zysten und Epithelproliferation
4) Lediglich Fibrose

14.049   14.5   Fragentyp A

Die proliferative Mastopathie unterscheidet sich von
der einfachen Mastopathie durch

A. den Gehalt an Bindegewebe
B. die Größe der Zysten
C. die Entartungsrate
D. die Hormonabhängigkeit
E. das Auftreten des Fibroadenoma phylloides

14.050   14.5   Fragentyp C

Das reine Adenom der Mamma ist selten, zumeist einseitig
und nicht Bestandteil einer chronischen Mastopathie,

weil

das Adenom der Mamille aus geschichteten Bindegewebs-
lagen und Epithelproliferation der großen Milchgänge
besteht.

14.051   14.5   Fragentyp A

Zur Gynäkomastie gehört nicht:

A. Die Hypertrophie der weiblichen Brustdrüse
B. Die Proliferation von Bindegewebe
C. Eine Wucherung von Drüsengängen
D. Ein relatives Überwiegen der Östrogene
E. Häufige Einseitigkeit

14.052   14.5   Fragentyp D

Der morphologische Unterschied zwischen einem Carcinoma solidum simplex und einem Carcinoma solidum scirrhosum der Mamma besteht in

1) der Schleimbildung beim einfachen Karzinom
2) dem Ursprung des Karzinoms
3) der intraduktalen Ausbreitung
4) dem Bindegewebsanteil

14.053   14.5   Fragentyp A

Die apfelsinenartige Beschaffenheit der Haut entsteht beim Mammakarzinom

A. durch Tumorinfiltration der Haut
B. durch Ödem
C. als paraneoplastisches Syndrom
D. bei axillären Lymphknotenmetastasen
E. durch multiple kleine Ulzerationen

14.054   14.5   Fragentyp A

Am häufigsten entwickeln sich Karzinome der Brustdrüsen im

A. inneren oberen Quadranten
B. inneren unteren Quadranten
C. Mamillenbereich
D. äußeren oberen Quadranten
E. äußeren unteren Quadranten

14.055 **14.5** Fragentyp C

Im allgemeinen besteht beim Mammakarzinom eine direkte Beziehung zwischen Tumorgröße und Prognose,

<u>weil</u>

Wachstumsgeschwindigkeit und biologisches Verhalten der Mammakarzinome sehr unterschiedlich sind.

14.056 **14.5** Fragentyp D

Das Carcinoma lobulare in situ der Mamma ist charakterisiert durch

1) atypische duktuläre Proliferate
2) häufiges multifokales Auftreten
3) lobuläre Sekretionsaktivität
4) fehlendes invasives Wachstum

15. Pathologie der Schwangerschaft

15.001 15.3 Fragentyp C

Sog. Plazentarinfarkte bestehen im allgemeinen aus Fibrinausfällung in den Plazentazotten,

weil

bereits kleinere Verödungsbezirke des Intervillosum die Ernährung des Fetus behindern.

15.002 15.3 Fragentyp A

Unter "Placenta increta" verstehen wir

A. sehr ausgedehnte Placentainfarkte
B. den Verschluß des Muttermundes durch die Placenta
C. das Eindringen von Zotten in das Myometrium
D. die enzymatische Auflösung der Zotten
E. eine ausgedehnte Fibrose der Plazentazotten

15.003 15.3 Fragentyp D

Bei der destruierenden Blasenmole sind folgende Veränderungen zu beobachten:

1) Zottendegeneration
2) Proliferation des Chorionepithels
3) Penetration des Myometriums
4) Zottenmetastasen in Lymphknoten

15.004	15.3	Fragentyp A

Das Chorionepitheliom zeichnet sich aus durch:

A. Geringe Metastasierungsneigung
B. Rein epitheliale Proliferation
C. Atrophie der Ovarien
D. Fehlende Hormonbildung
E. Ursprung aus körpereigenen Zellen

15.005	15.3	Fragentyp C

Beim Chorionepitheliom wird keine Ausbildung von Plazentazotten beobachtet,

weil

u.a. die fehlende Zottenbildung das Chorionepitheliom von der destruierenden Blasenmole unterscheidet.

16. Knochenmark

16.001	16.004		
16.002	16.005		
16.003		16.2	Fragentyp B

Liste 1   Liste 2

16.001 Blutbildendes Mark   A. Kachexie
16.002 Fettmark   B. Physiologische Erythropoese
16.003 Gallertmark   C. Hyperplasie von Fettzellen
16.004 Knochenmarkentzündung   D. Chronische Lungenerkrankung
16.005 Aktiviertes Mark   E. Bakterien

16.006	16.2	Fragentyp A

Was ist bei der aplastischen Anämie vermindert?

A. Leukopoese
B. Thrombozytopoese
C. Erythropoese
D. Proteinbildung
E. Erythrozytenautoantikörper

16.007	16.2	Fragentyp C

Bei abnorm großen Erythrozyten spricht man von einer megaloblastischen Anämie,

weil

durch zu wenig Vitamin C die sogenannte ineffektive Erythropoese erhöht ist.

16.008	16.2	Fragentyp A

Wodurch entsteht eine sideroachrestische Anämie?

A. Durch Störung der Eisenresorption
B. Durch chronischen Eisenverlust
C. Durch Mangel an Transporteiweiß
D. Durch Störung des Einbaus von Eisen in das fertige Protoporphyrinmolekül
E. Durch Mangel an Vitamin B_{12}

16.009	16.2	Fragentyp D

Wie äußert sich das Krankheitsbild der fetalen Erythroblastose?

1) Icterus gravis
2) Anaemia neonatorum
3) Hydrops congenitus
4) Bürstenschädel

16.010	16.3	Fragentyp A

Was ist die häufigste Ursache einer allergischen Agranulozytose?

A. Streptokokkeninfektionen
B. Virusinfektionen
C. Pilzinfektionen
D. Pyrazol- und Phenothiazinderivate
E. Folsäuremangel

16.011	16.3	Fragentyp D

Wann beobachtet man eine eosinophile Leukozytose?

1) Bei parasitären Infektionen
2) Bei bakteriellen Infektionskrankheiten
3) Bei allergischen Reaktionen
4) Bei Vergiftungen

16.012 16.015		
16.013 16.016		
16.014	16.3	Fragentyp B

Liste 1   Liste 2

16.012 Chronische myelo-   A. Bevorzugt höheres Alter
       ische Leukämie
                                B. Systematisierte Prolife-
16.013 Chronische lmypha-   ration von B-Immunoblasten
       tische Leukämie   und deren Reifeformen

16.014 Monozytenleukämie   C. Infiltrate im Periportal-
                                   feld
16.015 Plasmazellen-
       leukämie   D. Infiltrate diffus in den
                                   Lebersinusoiden
16.016 Akute Leukämie

                                E. Blastenschub

16.017	16.3	Fragentyp D

Leukämiepatienten sterben häufig an welchen Spätfolgen?

1) An Herzversagen
2) An massiven Blutungen
3) Im akuten Nierenversagen
4) An banalen Infektionen

16.018	16.021		
16.019	16.022		
16.020		16.4	Fragentyp B

Liste 1

16.018 Reaktive Thrombozytenvermehrung
16.019 Neoplastische Thrombozytenvermehrung
16.020 Thrombopenie
16.021 Thrombozytolyse
16.022 Visköse Metamorphose

Liste 2

A. Thrombozytenzahl über 5 Mill./mm^3
B. Thrombozytenzahl bis 500.000/mm^3
C. Thrombozytenzahl unter 300.000/mm^3
D. Erhöhte Thrombozytenklebrigkeit
E. Zerfall von Thrombozyten in der Milz

16.023	16.4	Fragentyp D

Welche Ursachen sind für die Entstehung einer Panmyelophthise verantwortlich?

1) Ionisierende Strahlen
2) Chemische Substanzen
3) Akute und chronische Nierenerkrankungen
4) Thymome

16.024	16.5	Fragentyp A

Was versteht man unter einer Verdrängungsmyelophthise?

A. Ersatz von rotem Mark durch Fettgewebe
B. Zerstörung des Knochenmarks durch Geschwulstgewebe
C. Marködem
D. Schleichende Osteomyelitis
E. Gallertatrophie

16.025   16.5   Fragentyp D

Was paßt zu einer Polycythaemia vera?

1) Panzytose
2) Erythrozytenzahl über 10 Mill./mm^3
3) Hämatokritwerte über 90%
4) Proteinurie

16.026   16.5   Fragentyp D

Welche patho-anatomischen Veränderungen findet man bei der primären Osteomyelosklerose?

1) Vermehrung und Verdickung der Knochenbälkchen
2) Milzatrophie
3) Myeloide Metaplasie in Leber und Milz
4) Zunahme aller Blutzellen

16.027   16.6   Fragentyp A

Welche Folgeerscheinungen passen nicht zu einem plasmazellulären Myelom?

A. Amyloidose
B. Plasmozytomniere
C. Polycythaemia vera
D. Hyperkalzämiesyndrom
E. Bürstenschädel

16.028   16.6   Fragentyp A

Was beobachtet man bei der Makroglobulinämie Waldenström?

A. Zunahme der Albuminfraktion
B. Zunahme von Makroglobulinen mit einem Molekulargewicht über 1 Million
C. Zunahme des Fibrinogens
D. Paraproteinurische Nephrose
E. Erniedrigte BSG

16.029   16.7   Fragentyp D

Welche Primärgeschwülste metastasieren bevorzugt in das Knochenmark?

1) Bronchialkarzinome
2) Prostatakarzinome
3) Schilddrüsenkarzinome
4) Gallenblasenkarzinome

17. Lymphknoten

17.001   17.1   Fragentyp D

Welche Zellelemente gehören zum Primärfollikel?

1) Lymphozyten
2) Zentroblasten
3) Dendritische Retikulumzellen
4) Leukozyten

17.002   17.1   Fragentyp D

Was geschieht in der Rinde des Lymphknotens bei einer Antigenstimulation?

1) Keimzentren entstehen.
2) Zentroblasten treten auf.
3) Kerntrümmerzellen gehen aus Makrophagen hervor.
4) Interdigitierende Retikulumzellen phagozytieren Antigenbestandteile.

17.003   17.1   Fragentyp C

Die Keimzentrumsreaktion mündet in die Plasmazytopoese,

weil

die dendritischen Retikulumzellen das Antigen nicht phagozytieren, sondern an der Oberfläche tragen.

17.004	17.007	17.010		
17.005	17.008			
17.006	17.009		17.3	Fragentyp B

Liste 1

17.004 Vermehrung von Makrophagen in den Sinus

17.005 Immunoblastenhyperplasie

17.006 Lymphatische Plasmazellen

17.007 Sternhimmelzellen

17.008 Pfeiffer'sches Drüsenfieber

17.009 Vermehrung der interdigitierenden Retikulumzellen

17.010 Hervortreten der postkapillären Venolen

Liste 2

A. Diffuse lymphatische Hyperplasie

B. Follikuläre lymphatische Hyperplasie

C. T-Zellknötchenhyperplasie

D. Bunte Pulpahyperplasie

E. Sinuskatarrh

17.011	17.4	Fragentyp A

Welche Aussage zur banalen eitrigen Lymphadenitis ist richtig?

A. Die banale eitrige Lymphadenitis ist eine häufige Komplikation der eitrigen Appendizitis.

B. Die banale eitrige Lymphadenitis ist eine typische Erkrankung des alten Menschen.

C. Die banale eitrige Lymphadenitis ist häufig die Folge einer Staphylokokkeninfektion.

D. Am Hals tritt die banale eitrige Lymphadenitis so gut wie nie auf.

E. In der Umgebung der Abszesse bei der banalen eitrigen Lymphadenitis finden sich monozytogene Zellen.

17.012 17.5 Fragentyp A

Welche Aussage zur retikulozytär abszedierenden Lymphadenitis ist richtig?

A. Die retikulozytär abszedierende Lymphadenitis wird nur durch eine Bakterieninfektion verursacht.
B. Sie wird nur durch eine Virusinfektion verursacht.
C. Im Lymphknoten zeigt sich neben Abszessen eine bunte Pulpahyperplasie.
D. Die Abszesse neigen zur Einschmelzung und zur Perforation.
E. Gelegentlich kommt es zum Auftreten von verkäsenden Granulomen.

17.013 17.015
17.014 17.016   17.5   Fragentyp B

Liste 1

17.013 Adenoviren
17.014 Geschlechtskrankheit
17.015 Yersinia pseudotuberculosa
17.016 Häufig nach Racheninfekten

Liste 2

A. Tularämie
B. Katzenkratzkrankheit
C. Pseudotuberkulöse Lymphadenitis
D. Lymphogranuloma inguinale
E. Unspezifische mesenteriale Lymphadenitis

17.017 17.5 Fragentyp D

Welche Aussage oder Aussagenkombinationen sind richtig?

1) Bei der Rötelnlymphadenitis kommt es zur Ausschwemmung von lymphatischen Plasmazellen.
2) Bei Röteln sind vorwiegend die Leistenlymphknoten befallen.
3) Bei der infektiösen Mononukleose finden sich im Blut monozytoide Zellen.
4) Bei der infektiösen Mononukleose sind im Lymphknoten auffallend viele Plasmazellen nachweisbar.

17.018   17.5   Fragentyp A

Welche Aussage zur Lymphknotentoxoplasmose ist richtig?

A. Die Lymphknotentoxoplasmose ist in Deutschland sehr selten.
B. Die Infektionsquelle ist meistens rohes Schweinefleisch.
C. Prädilektionsort sind die mesenterialen Lymphknoten.
D. Die Erkrankung verläuft meist fieberhaft.
E. Die Prognose ist schlecht.

17.019   17.5   Fragentyp A

Die folgenden histologischen Veränderungen treten bei der Lymphadenitis syphilitica auf. Welche der morphologischen Parameter sind besonders charakteristisch?

A. Kleinherdige epitheloidzellige Reaktion
B. Aktive Keimzentren
C. Sinushistiozytose
D. Perilymphadenitis mit Gefäßveränderungen
E. Entzündung der Septen

17.020   17.6   Fragentyp C

Nur die Lymphome des B-Lymphozytensystems können follikuläre Strukturen bilden,

weil

nur die Lymphome der B-Reihe in der Lage sind, mononuklonale Gammopathien hervorzurufen.

17.021   17.6   Fragentyp D

Welche Kriterien können zur Identifizierung von B-Zellen
in malignen Lymphomen dienen?

1) PAS-positive Einschlüsse im Kern
2) PAS-positive Einschlüsse im Zytoplasma
3) Nachweis von Ig an der Zellmembran
4) Nachweis von Ig im Zytoplasma

17.022   17.6   Fragentyp D

Welche Kriterien dienen zur Identifizierung von T-Zellen
in malignen Lymphomen?

1) Fixierung von Schafserythrozyten an der Oberfläche
2) Alkalische Phosphataseaktivität im Zytoplasma
3) Saure Phosphataseaktivität im Zytoplasma
4) Ig-Ablagerungen im Zellkern

17.023   17.6   Fragentyp D

Welche der folgenden Lymphome gehören in die Gruppe der
Lymphome von niedrigem Malignitätsgrad?

1) Mycosis fungoides
2) Haarzellenleukämie
3) T-Zonenlymphom
4) Sezary-Syndrom

17.024	17.027	17.030		
17.025	17.028			
17.026	17.029		17.6	Fragentyp B

Liste 1

17.024 Lymphozyten und blockierte Immunoblasten

17.025 Faservermehrung im Knochenmark

17.026 Monoklonale Gammopathie

17.027 Überwiegend follikuläres Wachstum

17.028 Tendenz zur Sklerosierung

17.029 Beginn in der Haut

17.030 Tartratresistente saure Phosphatase

Liste 2

A. Haarzellenleukämie
B. Mycosis fungoides
C. Lymphoplasmazytoides malignes Lymphom
D. Zentroblastisch-zentrozytisches malignes Lymphom
E. Chronische lymphatische Leukämie

17.031	17.034		
17.032	17.035		
17.033	17.036	17.6	Fragentyp B

Liste 1

17.031 Zentral gelegene Nukleolen

17.032 Nukleolen an der Kernmembran

17.033 In 80% Thymusbefall

17.034 Sternhimmelphänomen

17.035 Fokale Aktivität von saurer Phosphatase

17.036 Nachweis von Epstein-Barr-Viren

Liste 2

A. Zentroblastisches Lymphom
B. Lymphoblastisches Lymphom vom Burkitt-Typ
C. Lymphoblastisches Syndrom vom convoluted cell type
D. Immunoblastisches malignes Lymphom
E. Plasmozytisches Lymphom

17.037	17.7	Fragentyp D

Welche der folgenden Erkrankungen gehören zum Begriff der Histiozytose X?

1) Säuglingsretikulose Abt-Letterer-Siwe
2) Eosinophiles Knochengranulom
3) Lipidgranulomatose
4) Lymphogranulomatosis X

18. Milz

18.001   18.1   Fragentyp D

Welche Aussage oder Aussagenkombinationen zur funktionellen Gliederung der Milz sind richtig?

1) Die weiße Pulpa enthält Anteile des B- und T-Zellensystems.
2) T-Zellen finden sich nur im sog. periarteriellen Lymphozytenmantel.
3) In den Follikeln der weißen Pulpa sind Anteile des B-Zellensystems vorhanden.
4) T-Zellen sind lediglich in der roten Pulpa nachzuweisen.

18.002   18.1   Fragentyp D

Welche Aussage oder Aussagenkombinationen sind richtig?

1) Der größte Teil des Blutes gelangt direkt in die Milzsinus.
2) Durch das Verweilen des Blutes in den Milzsinus wird das "slow compartment" der Milzzirkulation gebildet.
3) Der kleinere Anteil des Blutes gelangt nach Passieren der Mantelplexus in die Milzsinus.
4) Das "slow compartment" der Milzzirkulation wird durch Verweilen des Blutes in dem Mantelplexus gebildet.

18.003	18.1	Fragentyp C

Erythrozyten mit Membranschäden werden im Mantelplexus abgebaut,

weil

der Durchtritt durch die Stomata der Sinus eine normale Form und Beschaffenheit der Erythrozyten voraussetzt.

18.004	18.2	Fragentyp A

Wie kann histologisch eine kardiale von einer portalen Stauungsmilz unterschieden werden?

A. Hyperämie der Sinus

B. Faservermehrung in der roten Pulpa

C. Auftreten einer Sinushyperplasie

D. Hyalinose der Follikelarterien

E. Auftreten von Megakaryozyten

18.005 18.008 18.011		
18.006 18.009		
18.007 18.010	18.3	Fragentyp B

Liste 1

18.005 Befall der roten Pulpa

18.006 Vermehrung von Makrophagen

18.007 Oft Plasmazellvermehrung

18.008 Perifollikuläre Hyperämie

18.009 Infiltration von Kapsel und Trabekeln

18.010 Beim Tumorzerfall

18.011 Gefahr der Spontanruptur

Liste 2

A. Akute septische Milzschwellung

B. Chronisch-infektiöse Milzschwellung

C. Milzschwellung bei der infektiösen Mononukleose

D. Spodogene Milzschwellung

E. Milzschwellung bei myeloproliferativen Erkrankungen

18.012　　　　　　　18.3　　　　　　　Fragentyp C

Beim Hypersplenismus wird in der Milz der Abbau der Blutzellen begünstigt,

weil

in der vergrößerten Milz die Geschwindigkeit des Blutdurchflusses zunimmt.

18.013　　　　　　　18.3　　　　　　　Fragentyp C

Beim Hypersplenismus ist der Übertritt der Blutzellen von den Mantelplexus in die Sinus erschwert,

weil

in den Pulpasträngen das Glucoseangebot zu niedrig ist.

19. Skelettmuskulatur

19.001   19.1   Fragentyp D

Welche Eigenschaften zeigen Typ-I-Fasern (rote oder "langsame" Fasern)?

1) Hohe Succinodehydrase-Aktivität
2) Hyperplasie der Myosinfilamente
3) Mitochondrienreichtum
4) Niedrige $NADH_2$-Aktivität

19.002   19.1   Fragentyp A

Welche Erkrankungen der Skelettmuskulatur können durch eine morphologische Untersuchung der Muskelbiopsie diagnostiziert werden?

1) Entzündliche Muskelerkrankungen
2) Neurogene Myopathien
3) Hereditäre Myopathien
4) Myasthenia gravis

19.003   19.2   Fragentyp D

Welche charakteristischen Veränderungen findet man bei der progressiven Muskeldystrophie (primäre Myopathie)?

1) Kaliberdifferenzen mit Abrundung der Muskelfaserquerschnitte
2) Unregelmäßige Verteilung der Veränderungen über den Querschnitt der Muskelfasern
3) Zentralisation des Kernapparates und Bildung von Kernreihen
4) Auflösung der Myofibrillen

19.004   19.2   Fragentyp D

Welche Veränderungen findet man bei der myotonischen Dystrophie des Mannes?

1) Verlängerte Muskelkontraktion
2) Kernverluste der Muskelfasern
3) Atrophisierende Muskelveränderungen
4) Hodenhypertrophie

19.005   19.2   Fragentyp A

Wodurch können metabolisch-toxische Myopathien ausgelöst werden?

A. Hyper- und Hypokaliämie
B. Hyperurikämie
C. Hypertrichose
D. Hypergammaglobulinämie
E. Hyperkalzämie

19.006   19.009
19.007   19.010
19.008   19.3   Fragentyp B

Liste 1

19.006 Amyotrophische Lateralsklerose

19.007 Progressive spinale Muskelatrophie

19.008 Poliomyelitis

19.009 Multiple Sklerose

19.010 Polyneuropathie

Liste 2

A. Entzündliche Erkrankung des Rückenmarks mit Untergang der motorischen Vorderhornzellen
B. Nichtentzündliche Erkrankung der peripheren Nerven
C. Atrophie des zweiten motorischen Neurons mit sekundärer Degeneration und Atrophie zugehöriger Muskeln

D. Systemdegeneration des ersten motorischen Neurons mit degenerativem Untergang der motorischen Vorderhornzellen

E. Entmarkungsenzephalitis mit Nystagmus und Sprachstörungen

19.011 19.4 Fragentyp D

Was beobachtet man bei der Myasthenia gravis?

1) Block der neuromuskulären Impulsübermittlung
2) Rasche Ermüdung und Lähmung von bestimmten Muskelgruppen
3) Thymushyperplasie
4) Nekrose von einzelnen Muskelfasern

19.012 19.015
19.013 19.016
19.014   19.5 Fragentyp B

Liste 1   Liste 2

19.012 Chronisch-progressive Polymyositis   A. Tuberkulose, Syphilis
                                             B. Trichinella spiralis
19.013 Myositis ossificans   C. Kalk- und Ossifikationsherde
19.014 Parasitäre Myositis
19.015 Clostridienmyositis   D. Entzündliches Granulationsgewebe
19.016 Spezifische Myokarditis   E. Anaerobierinfektion

19.017 19.5 Fragentyp A

Welche Erreger sind die Ursache einer Muskelphlegmone?

A. E. coli
B. Enteroviren
C. Streptokokken, Staphylokokken
D. Clostridium tetani
E. Salmonella typhi

19.018 19.6 Fragentyp A

Welche Muskelveränderungen beobachtet man bei einer Periarteriitis nodosa (Panarteriitis)?

A. Polymyositis
B. Interstitielle Herdmyositis
C. Eitrige Myositis
D. Hämorrhagische Myositis
E. Myositis ossificans

20. Bindegewebserkrankungen

20.001 20.1 Fragentyp D

Welche Aussage oder Aussagenkombinationen sind richtig?

1) Der Lupus erythematodes disseminatus ist eine Erkrankung des Kindesalters.
2) Der Lupus erythematodes tritt vorwiegend bei Patienten vom 2. bis 5. Lebensjahrzehnt auf.
3) Der Lupus erythematodes tritt vorwiegend bei Männern auf.
4) Der Lupus erythematodes bevorzugt das weibliche Geschlecht.

20.002 20.1 Fragentyp C

Beim Lupus erythematodes kommt es zu einer fibrinoiden Degeneration des Bindegewebes,

weil

die Kerne der Fibroblasten durch antinukleäre Antikörper zerstört werden.

20.003 20.1 Fragentyp A

Welches ist die Ursache der vielfältigen Organsymptomatik beim Lupus erythematodes?

A. LE-Zellen
B. Ablagerung von LE-Körperchen
C. Antikörper gegen glatte Muskulatur
D. Nekrosen im Bindegewebe
E. Vaskulitis

20.004   20.1   Fragentyp D

Wo lagern sich die Immunkomplexe beim LE in erster
Linie ab?

1) Wand von Blutgefäßen
2) Zwischen Epidermis und subepidermalem Bindegewebe
3) Entlang von kollagenen Fasern
4) Auf der Oberfläche seröser Häute

20.005   20.1   Fragentyp D

Woraus bestehen meistens die Immunkomplexe beim Lupus
erythematodes?

1) Ig mit DNA
2) C_3
3) Fibrinogen
4) Fibrin

20.006   20.1   Fragentyp A

Welche Aussage ist richtig?

A. Die Sklerodermie geht der viszeralen Sklerose voraus.
B. Häufig kommt es zur Ausbildung einer viszeralen
   Sklerose ohne Sklerodermie.
C. Eine Sklerodermie ohne nachfolgende viszerale Sklerose kommt nicht vor.
D. Die zirkumskripte Sklerodermie (Morphaea) führt in
   der Regel zur Generalisation.
E. Die Sklerodermie tritt vor allem beim alten Menschen
   auf.

20.007 20.1 Fragentyp A

Welcher antinukleärer Antikörper tritt häufig bei der progressiven systemischen Sklerose auf?

A. Antikörper gegen Sm-Antigen
B. Antikörper gegen native DNA
C. Antikörper gegen Einzelstrang-RNA
D. Antikörper gegen Einzelstrang-DNA
E. Antikörper gegen DNP

20.008 20.1 Fragentyp A

Welche histologischen Veränderungen stehen bei der Sklerodermie im Anfangsstadium im Vordergrund?

A. Fibroblastenproliferation
B. Nekrose von Fibroblasten
C. Gesteigerte Kollagenproduktion
D. Periarteriolitische entzündliche Infiltrate
E. Fibrinoide Nekrose des Kollagens

20.009 20.1 Fragentyp A

Welche der folgenden Parameter gehört nicht zur progressiven systemischen Sklerose?

A. Übermäßige Kollagenproduktion
B. Arteriolitis
C. Hypovaskularisation
D. Sekundäre Fibrose
E. Fibrinoide Nekrosen

20.010	20.1	Fragentyp C

Die Polymyositis ist wahrscheinlich eine Immunkomplex-induzierte Erkrankung,

<u>weil</u>

in den Gefäßwänden der betroffenen Gebiete IgG, IgM und Komplementablagerungen nachzuweisen sind.

20.011 20.014 20.012 20.015 20.013	20.1	Fragentyp B

Liste 1

20.011 Myoglobinurie

20.012 Paraneoplastische Syntropie

20.013 Bei rheumatoider Artitis

20.014 Schmerzen

20.015 Gleichzeitiger Befall von Haut und Bindegewebe

Liste 2

A. Akute und subakute Form der Polymyositis (Gruppe I)

B. Gruppe II der Polymyositis (Dermatomyositis)

C. Gruppe III (symptomatische Polymyositis)

D. Gruppe IV: karzinomatöse Myopathie

E. Gruppe V der Polymyositis

21. Knochen und Knorpel

21.001	21.004	21.007		
21.002	21.005	21.008		
21.003	21.006	21.009	21.1	Fragentyp B

Liste 1

21.001 Verminderte Osteoblastenaktivität
21.002 Gestörte Mineralisation neu angelegten Knochens
21.003 Osteodystrophia fibrosa generalisata
21.004 Breite Osteoidsäume
21.005 Fibroosteoklasie
21.006 Lakunäre Resorption
21.007 Angeborene Osteoblasteninsuffizienz
21.008 Störung der enchodralen Ossifikation
21.009 Überschießende Kallusbildung

Liste 2

A. Chondrodystrophie
B. Osteogenesis imperfecta
C. Osteoporose
D. Osteomalazie
E. Hyperparathyreoidismus

21.010	21.1	Fragentyp D

Welche Aussage oder Aussagenkombinationen zur Rachitis sind richtig?

1) Die Epiphysengegend ist verdickt.
2) Die präparatorische Verkalkungszone fehlt.
3) Die Vaskularisation ist verstärkt.
4) Es wird vermehrt Osteoid angelagert.

21.011	21.014		
21.012	21.015		
21.013	21.016	21.1	Fragentyp B

Liste 1

21.011 In 10% maligne Entartung.

21.012 Häufig im Kiefer

21.013 Bei Spondylitis tuberculosa

21.014 Bei angeborener Syphilis

21.015 Gesteigerte Aktivität von Osteoblasten

21.016 In der proximalen Tibiametaphyse

Liste 2

A. Senkungsabszeß

B. Brodie-Abszeß

C. Plasmazelluläre Osteomyelitis

D. Ossifizierende Periostitis

E. Ostitis deformans

21.017	21.020		
21.018	21.021		
21.019		21.1	Fragentyp B

Liste 1

21.017 Vorwiegend Osteoklasten

21.018 Osteoblasten und Osteoid

21.019 Zerstörung der Kortikalis durch Bindegewebe

21.020 Vorwiegend in der Knieregion

21.021 Reifer hyaliner Knorpel

Liste 2

A. Osteoblastom

B. Nichtossifizierendes Fibrom

C. Riesenzellentumor

D. Chondrom

E. Osteogenes Sarkom

22. Gelenke

22.001 22.1 Fragentyp C

Die primäre eitrige Arthritis entsteht häufig durch die direkte Ausbreitung einer regionären Ostitis,

weil

die eitrige Arthritis auch hämatogen oder lymphogen entstehen kann.

22.002 22.1 Fragentyp D

Bei der eitrigen Arthritis können folgende Veränderungen gefunden werden:

1) Mono- und polyartikulärer Befall
2) Phlegmone der Gelenkkapsel
3) Zerstörung des Knorpels
4) Reine exsudative Synoviitis

22.003 22.1 Fragentyp C

Als Folge einer eitrigen Arthritis kann eine Ankylose entstehen,

weil

der Gelenkknorpel zerstört werden kann und Narbengewebe gebildet wird.

22.004   22.1   Fragentyp D

Bei der Gelenktuberkulose können folgende Veränderungen beobachtet werden:

1) Granulierende Entzündung
2) Verkäsung
3) Serofibrinöser Gelenkerguß
4) Knorpel- und Knochenzerstörung

22.005   22.1   Fragentyp A

Innerhalb der Verlaufsformen der Gelenktuberkulose verstehen wir unter "Tumor albus" eine

A. Synoviitis miliaris
B. Gelenkkaries
C. Form der Verkäsung
D. Veränderung bei parartikulärer Ausbreitung
E. Form der primär-ossären Gelenktuberkulose

22.006   22.009
22.007   22.010
22.008   22.1   Fragentyp B

Liste 1

22.006 Periartikuläre Weichteilreaktion

22.007 Primär-ossäre Gelenktuberkulose

22.008 Schlechte Abwehrlage

22.009 Häufigste Form der Gelenktuberkulose

22.010 Häufig klinisch stumm

Liste 2

A. Synoviitis miliaris
B. Synoviitis fungosa
C. Tumor albus
D. Synoviitis caseosa
E. Osteoarthritis tuberculosa

22.011	22.1	Fragentyp A

Die initiale morphologische Veränderung der degenerativen Meniskopathie ist die

A. Aufsplitterung
B. asbestartige Degeneration
C. Verfettung
D. mukoide Degeneration
E. Fasernekrose

22.012	22.1	Fragentyp C

Die degenerative Meniskopathie ist nicht selten der auslösende Faktor einer deformierenden Arthropathie,

weil

die Meniskusdegeneration die Ausbildung von Einrissen begünstigt.

22.013	22.1	Fragentyp D

Für das Synovialom trifft folgendes zu:

1) Überwiegend epithelialer Aufbau ist möglich.
2) Metastasen in etwa 60%.
3) Möglicher Ausgang von Sehnenscheiden.
4) Häufigstes Auftreten an oberen Extremitäten.

22.014	22.1	Fragentyp C

Die sarkomatöse Form des Synovialoms hat im allgemeinen eine günstigere Prognose als die karzinomatöse Form,

weil

bei der sarkomatösen Form manchmal Osteoid- und Knorpelbildung beobachtet wird.

22.015   22.1   Fragentyp D

Bei der Synoviitis nodularis localisata wird im allgemeinen beobachtet:

1) Scheibenförmige gelb-bräunliche Veränderung
2) Ausbildung adenoider, atypischer Strukturen
3) Auftreten von Siderophagen und Schaumzellen
4) Überwiegender Befall der Gelenksynovialis

22.016   22.1   Fragentyp A

Für die Synoviitis villonodularis pigmentosa trifft zu:

A. Vorwiegendes Auftreten bei jungen Menschen
B. Meist polyartikuläre Entwicklung
C. Keine Affektion des Knochens
D. Reichlich eisenhaltiges Pigment in der Deckzellenschicht
E. Schwund der Gelenkflüssigkeit

22.017   22.1   Fragentyp A

Welche Veränderung gehört nicht zur Arthrosis deformans?

A. Knorpeldefekt
B. Knorpelverlust
C. Knorpelumbau
D. Knorpelentzündungen
E. Veränderungen der Knochenstruktur

22.018   22.1   Fragentyp C

Bei der Arthrosis deformans bleibt das Stratum synoviale im allgemeinen unverändert,

weil

sich hier lediglich resorptive Prozesse und reaktive Veränderungen abspielen.

22.019	22.022	22.025		
22.020	22.023			
22.021	22.024		22.1	Fragentyp B

Häufigkeit der degenerativen Gelenkleiden

Liste 1   Liste 2

22.019 Kniegelenk   A. Ca. 1%

22.020 Hüfte   B. Ca. 4%

22.021 Sprunggelenk   C. Ca. 7%

22.022 Wirbelsäule   D. Ca. 27%

22.023 Schulter-Ellenbogen   E. Ca. 60%

22.024 Hand-Fußgelenke

22.025 Großzehengrundgelenk

22.026	22.1	Fragentyp A

Welche Aussage zur Osteochondromatose ist nicht richtig?

A. Es gibt eine hereditäre Form der Osteochondromatose.
B. Die Osteochondromatose tritt auch in Kombination mit degenerativen Gelenkerkrankungen auf.
C. Bei der Osteochondromatose entwickeln sich im Stratum synoviale knorpelige Knoten, die sekundär ossifizieren.
D. Diese Knoten können multiple freie Gelenkkörper bilden.
E. Bei den ektopisch gebildeten Knorpelknoten kommt es häufig zur malignen Entartung.

22.027   22.1   Fragentyp A

Welche Aussage zu den degenerativen Erkrankungen der Wirbelsäule ist richtig?

A. Die Spondylarthrosis deformans ist die degenerative Erkrankung der kleinen Gelenke der Wirbelsäule.
B. Der Spondylarthrosis deformans geht immer eine Spondylosis deformans voraus.
C. Die Spondylarthrosis deformans ist vorwiegend im Bereich der Lendenwirbelsäule lokalisiert.
D. Die Spondylosis deformans ist vorwiegend im Halswirbelbereich lokalisiert.
E. Die Spondylarthrosis deformans entsteht meistens durch eine Diskopathie.

22.028   22.1   Fragentyp D

Welche Faktoren können eine Arthrosis deformans auslösen?

1) Gelenkfehlstellungen
2) Abnorme Stoffwechselablagerungen im Knorpel
3) Störung der Zusammensetzung der Synovia
4) Entzündliche Erkrankungen der Gelenkkapsel

22.029   22.032
22.030   22.033
22.031   22.1   Fragentyp B

Stadieneinteilung der degenerativen Prozesse im Rahmen der Arthrosis deformans

Liste 1	Liste 2
22.029 Ulkusbildung im Knorpel	A. Stadium I
22.030 Knorpelschwund	B. Stadium II
22.031 Änderung der Proteoglykane	C. Stadium III
22.032 Asbestartige Degeneration	D. Stadium IV
22.033 Eburnisierung des Knochens	E. Stadium V

23. Sehen, Sehnenscheiden, Schleimbeutel und Faszien

23.001   23.1   Fragentyp D

Für die Tendovaginitis sind folgende Feststellungen zutreffend:

1) Unspezifische Entzündungen können bei Pneumonie auftreten.
2) Die gonorrhoische Entzündung führt zu Sehnenabszessen.
3) Die tuberkulöse Entzündung gleicht histopathologisch der der Gelenkmembran.
4) Bei der Tendovaginitis stenosans besteht eine deutliche Androtropie.

23.002   23.1   Fragentyp C

Die chronische Bursitis ist am häufigsten im Ellenbogen- und Kniebereich zu finden,

weil

die chronische Bursitis am häufigsten durch stärkere und langdauernde Beanspruchung entsteht.

23.003   23.1   Fragentyp A

Für die rheumatische Tendovaginitis trifft folgende Feststellung zu:

A. Rein primär-chronischer Verlauf
B. Mögliche Beziehung zur Tendovaginitis stenosans
C. Mögliches Auftreten als eitrig-phlegmonöse Form
D. Fibrinoide Nekrosen werden nicht beobachtet
E. Charakteristische Ausbildung sog. Corpora oryzoidea

23.004   23.1   Fragentyp C

Unter einem Hygrom verstehen wir die Ausbildung von
Pseudozysten mit flüssigem Inhalt im Bereich der Ge-
lenkmembranen,

weil

das Hygrom am häufigsten durch mechanische Überlastung
entsteht.

23.005   23.1   Fragentyp D

Für das Hygrom trifft folgendes zu:

1) Mögliche Veränderung eines präexistenten Schleim-
   beutels.
2) Auftreten an neugebildeter Bursa ist möglich.
3) Wandabschnitte können Fibrinoid und Siderose zeigen.
4) Mögliches Auftreten nach einer tuberkulösen Entzündung.

23.006   23.009   23.012
23.007   23.010
23.008   23.011   23.1   Fragentyp B

Liste 1   Liste 2

23.006 Pseudosarkomatös   A. Ganglion

23.007 Semimaligne   B. Fasciitis nodularis

23.008 Histiozytenreich   C. Morbus Dupuytren

23.009 Meist am Handgelenk   D. Riesenzelltumor

23.010 Infiltrierend-   E. Desmoid
       destruktiv

23.011 Bursaartig

23.012 Hyperplasie der
       Palmaraponeurose

Antwortenschlüssel für Allgemeine Pathologie (GK 2)

1. Allgemeine Ätiologie und Pathogenese von Krankheiten

1.001 B	1.010 D	1.019 C
1.002 E	1.011 A	1.020 B
1.003 C	1.012 E	1.021 D
1.004 A	1.013 B	1.022 C
1.005 C	1.014 C	1.023 E
1.006 C	1.015 B	1.024 D
1.007 B	1.016 E	1.025 A
1.008 E	1.017 A	1.026 E
1.009 A	1.018 B	1.027 C

2. Zell- und Gewebsschäden

2.001 B	2.028 A	2.055 E
2.002 C	2.029 B	2.056 A
2.003 A	2.030 D	2.057 D
2.004 A	2.031 B	2.058 C
2.005 A	2.032 E	2.059 E
2.006 D	2.033 C	2.060 A
2.007 C	2.034 E	2.061 B
2.008 A	2.035 C	2.062 D
2.009 C	2.036 D	2.063 E
2.010 D	2.037 C	2.064 C
2.011 A	2.038 A	2.065 B
2.012 B	2.039 B	2.066 E
2.013 E	2.040 D	2.067 E
2.014 D	2.041 A	2.068 B
2.015 D	2.042 A	2.069 C
2.016 B	2.043 E	2.070 C
2.017 D	2.044 C	2.071 A
2.018 B	2.045 E	2.072 C
2.019 D	2.046 A	2.073 B
2.020 E	2.047 B	2.074 A
2.021 E	2.048 D	2.075 C
2.022 C	2.049 C	2.076 C
2.023 D	2.050 A	2.077 E
2.024 B	2.051 C	2.078 D
2.025 C	2.052 E	2.079 D
2.026 B	2.053 D	2.080 C
2.027 C	2.054 D	2.081 A

2.082	D	2.112	D	2.141	E
2.083	B	2.113	E	2.142	D
2.084	E	2.114	D	2.143	E
2.085	C	2.115	C	2.144	B
2.086	D	2.116	A	2.145	C
2.087	A	2.117	A	2.146	B
2.088	E	2.118	C	2.147	B
2.089	D	2.119	A	2.148	B
2.090	B	2.120	A	2.149	D
2.091	D	2.121	D	2.150	D
2.092	C	2.122	D	2.151	A
2.093	E	2.123	C	2.152	C
2.094	B	2.124	B	2.153	B
2.095	A	2.125	C	2.154	A
2.096	B	2.126	A	2.155	B
2.097	E	2.127	D	2.156	D
2.098	B	2.128	E	2.157	C
2.099	A	2.129	D	2.158	A
2.100	C	2.130	A	2.159	D
2.101	E	2.131	B	2.160	C
2.102	E	2.132	E	2.161	A
2.103	D	2.133	C	2.162	C
2.104	C	2.134	C	2.163	A
2.105	A	2.135	D	2.164	C
2.106	E	2.136	B	2.165	D
2.107	A	2.137	D	2.166	B
2.108	A	2.138	A	2.167	D
2.109	C	2.139	B	2.168	E
2.110	D	2.140	B	2.169	E
2.111	D				

3. Störungen der Differenzierung und des Wachstums

3.001	C	3.019	E	3.037	C
3.002	E	3.020	E	3.038	C
3.003	D	3.021	B	3.039	A
3.004	A	3.022	A	3.040	D
3.005	E	3.023	A	3.041	D
3.006	B	3.024	C	3.042	D
3.007	B	3.025	A	3.043	B
3.008	E	3.026	A	3.044	C
3.009	A	3.027	C	3.045	D
3.010	C	3.028	C	3.046	A
3.011	D	3.029	C	3.047	D
3.012	B	3.030	D	3.048	A
3.013	A	3.031	E	3.049	B
3.014	C	3.032	A	3.050	E
3.015	C	3.033	D	3.051	B
3.016	D	3.034	A	3.052	E
3.017	B	3.035	B	3.053	E
3.018	B	3.036	A	3.054	C

3.055 E	3.057 C	3.059 D
3.056 D	3.058 A	3.060 E

4. Tumoren

4.001 D	4.037 A	4.073 D
4.002 D	4.038 E	4.074 A
4.003 C	4.039 A	4.075 C
4.004 C	4.040 E	4.076 B
4.005 D	4.041 C	4.077 D
4.006 D	4.042 B	4.078 C
4.007 C	4.043 C	4.079 E
4.008 E	4.044 A	4.080 E
4.009 A	4.045 E	4.081 E
4.010 D	4.046 D	4.082 D
4.011 B	4.047 D	4.083 D
4.012 D	4.048 C	4.084 C
4.013 D	4.049 C	4.085 A
4.014 D	4.050 D	4.086 B
4.015 B	4.051 B	4.087 E
4.016 D	4.052 D	4.088 D
4.017 B	4.053 D	4.089 B
4.018 B	4.054 C	4.090 D
4.019 D	4.055 D	4.091 D
4.020 B	4.056 B	4.092 C
4.021 E	4.057 D	4.093 B
4.022 D	4.058 E	4.094 A
4.023 C	4.059 C	4.095 A
4.024 B	4.060 B	4.096 D
4.025 B	4.061 E	4.097 D
4.026 E	4.062 A	4.098 B
4.027 E	4.063 E	4.099 B
4.028 C	4.064 A	4.100 D
4.029 E	4.065 B	4.101 A
4.030 B	4.066 D	4.102 C
4.031 A	4.067 B	4.103 B
4.032 C	4.068 A	4.104 B
4.033 D	4.069 E	4.105 B
4.034 B	4.070 C	4.106 D
4.035 C	4.071 E	4.107 A
4.036 B	4.072 B	4.108 A

5. Entzündung

5.001 D	5.005 A	5.009 D
5.002 E	5.006 C	5.010 E
5.003 D	5.007 B	5.011 A
5.004 B	5.008 D	5.012 D

5.013	C	5.056	C	5.098	D
5.014	C	5.057	B	5.099	A
5.015	D	5.058	C	5.100	E
5.016	C	5.059	C	5.101	C
5.017	E	5.060	E	5.102	D
5.018	C	5.061	D	5.103	D
5.019	A	5.062	E	5.104	E
5.020	E	5.063	E	5.105	D
5.021	B	5.064	B	5.106	A
5.022	D	5.065	D	5.107	C
5.023	C	5.066	B	5.108	B
5.024	A	5.067	E	5.109	E
5.025	B	5.068	E	5.110	D
5.026	B	5.069	C	5.111	E
5.027	B	5.070	E	5.112	B
5.028	A	5.071	D	5.113	C
5.029	B	5.072	B	5.114	D
5.030	B	5.073	A	5.115	A
5.031	C	5.074	D	5.116	A
5.032	D	5.075	E	5.117	D
5.033	A	5.076	C	5.118	E
5.034	E	5.077	E	5.119	B
5.035	B	5.078	E	5.120	C
5.036	E	5.079	E	5.121	B
5.037	C	5.080	C	5.122	A
5.038	E	5.081	C	5.123	D
5.039	B	5.082	A	5.124	E
5.040	D	5.083	C	5.125	E
5.041	C	5.084	E	5.126	E
5.042	E	5.085	C	5.127	A
5.043	C	5.086	B	5.128	D
5.044	A	5.087	B	5.129	A
5.045	C	5.088	C	5.130	D
5.046	D	5.089	B	5.131	E
5.047	B	5.090	B	5.132	D
5.048	A	5.091	C	5.133	E
5.049	E	5.092	E	5.134	D
5.050	D	5.093	B	5.135	B
5.051	D	5.094	A	5.136	B
5.052	E	5.095	A	5.137	B
5.053	E	5.096	B	5.138	A
5.054	A	5.097	C	5.139	C
5.055	B				

6. Immunpathologie

6.001	D	6.006	E	6.011	E
6.002	A	6.007	D	6.012	D
6.003	D	6.008	D	6.013	B
6.004	E	6.009	B	6.014	B
6.005	C	6.010	C	6.015	B

6.016	E	6.028	B	6.039	C
6.017	D	6.029	A	6.040	E
6.018	C	6.030	D	6.041	A
6.019	A	6.031	A	6.042	C
6.020	C	6.032	A	6.043	C
6.021	D	6.033	D	6.044	D
6.022	C	6.034	E	6.045	D
6.023	A	6.035	A	6.046	E
6.024	C	6.036	A	6.047	D
6.025	D	6.037	B	6.048	E
6.026	B	6.038	D	6.049	B
6.027	A				

7. Wichtige Erkrankungen der Kreislauforgane

7.001	E	7.037	A	7.073	D
7.002	C	7.038	B	7.074	A
7.003	D	7.039	A	7.075	E
7.004	D	7.040	D	7.076	C
7.005	A	7.041	E	7.077	B
7.006	C	7.042	D	7.078	E
7.007	A	7.043	E	7.079	A
7.008	C	7.044	D	7.080	D
7.009	E	7.045	A	7.081	D
7.010	A	7.046	C	7.082	D
7.011	E	7.047	B	7.083	D
7.012	C	7.048	A	7.084	C
7.013	B	7.049	E	7.085	E
7.014	A	7.050	A	7.086	C
7.015	D	7.051	D	7.087	C
7.016	E	7.052	B	7.088	B
7.017	D	7.053	A	7.089	A
7.018	E	7.054	B	7.090	B
7.019	B	7.055	C	7.091	A
7.020	C	7.056	E	7.092	A
7.021	A	7.057	E	7.093	A
7.022	D	7.058	E	7.094	D
7.023	B	7.059	A	7.095	A
7.024	E	7.060	C	7.096	B
7.025	B	7.061	C	7.097	E
7.026	C	7.062	A	7.098	A
7.027	D	7.063	C	7.099	A
7.028	A	7.064	C	7.100	A
7.029	C	7.065	A	7.101	B
7.030	E	7.066	D	7.102	D
7.031	E	7.067	A	7.103	C
7.032	B	7.068	B	7.104	D
7.033	B	7.069	E	7.105	C
7.034	E	7.070	D	7.106	C
7.035	E	7.071	E	7.107	D
7.036	B	7.072	A	7.108	B

7.109 B	7.120 A	7.131 D
7.110 A	7.121 D	7.132 C
7.111 C	7.122 B	7.133 B
7.112 A	7.123 B	7.134 A
7.113 D	7.124 B	7.135 A
7.114 B	7.125 A	7.136 B
7.115 D	7.126 C	7.137 B
7.116 C	7.127 B	7.138 E
7.117 E	7.128 A	7.139 B
7.118 A	7.129 C	7.140 C
7.119 A	7.130 A	

8. Blutungen

8.001 C	8.008 A	8.015 A
8.002 B	8.009 E	8.016 D
8.003 D	8.010 B	8.017 B
8.004 D	8.011 C	8.018 E
8.005 A	8.012 E	8.019 B
8.006 C	8.013 B	8.020 E
8.007 D	8.014 E	8.021 C

9. Anämien

9.001 E	9.004 C	9.007 C
9.002 D	9.005 A	9.008 E
9.003 B	9.006 D	

10. Erkrankungen der Atemwege

10.001 A	10.013 A	10.024 A
10.002 A	10.014 B	10.025 E
10.003 C	10.015 E	10.026 D
10.004 A	10.016 D	10.027 C
10.005 A	10.017 C	10.028 B
10.006 E	10.018 A	10.029 D
10.007 B	10.019 D	10.030 A
10.008 A	10.020 B	10.031 D
10.009 D	10.021 B	10.032 A
10.010 C	10.022 A	10.033 D
10.011 D	10.023 E	10.034 C
10.012 B		

11. Erkrankungen der Verdauungsorgane

11.001 C	11.017 B	11.032 A
11.002 A	11.018 D	11.033 A
11.003 D	11.019 E	11.034 A
11.004 C	11.020 A	11.035 B
11.005 C	11.021 D	11.036 A
11.006 E	11.022 B	11.037 E
11.007 D	11.023 C	11.038 E
11.008 B	11.024 A	11.039 E
11.009 C	11.025 A	11.040 B
11.010 D	11.026 B	11.041 E
11.011 D	11.027 A	11.042 E
11.012 A	11.028 C	11.043 D
11.013 D	11.029 E	11.044 B
11.014 C	11.030 E	11.045 C
11.015 E	11.031 D	11.046 E
11.016 A		

12. Erkrankungen der Niere, der ableitenden Harnwege und der Prostata

12.001 D	12.014 E	12.027 C
12.002 B	12.015 B	12.028 B
12.003 C	12.016 A	12.029 C
12.004 E	12.017 C	12.030 B
12.005 E	12.018 A	12.031 E
12.006 A	12.019 D	12.032 A
12.007 A	12.020 C	12.033 A
12.008 E	12.021 A	12.034 A
12.009 B	12.022 E	12.035 A
12.010 C	12.023 E	12.036 C
12.011 B	12.024 A	12.037 E
12.012 D	12.025 C	12.038 B
12.013 A	12.026 E	

13. Morphologische Veränderungen bei Stoffwechselkrankheiten

13.001 B	13.011 C	13.021 C
13.002 A	13.012 A	13.022 B
13.003 D	13.013 D	13.023 D
13.004 D	13.014 E	13.024 A
13.005 E	13.015 C	13.025 A
13.006 E	13.016 C	13.026 D
13.007 E	13.017 E	13.027 C
13.008 B	13.018 C	13.028 E
13.009 B	13.019 D	13.029 B
13.010 A	13.020 E	

14. Morphologische Grundlagen bei Funktionsstörungen endokriner Organe

14.001 D	14.012 A	14.022 B
14.002 C	14.013 C	14.023 C
14.003 E	14.014 E	14.024 B
14.004 D	14.015 A	14.025 A
14.005 A	14.016 D	14.026 B
14.006 E	14.017 A	14.027 E
14.007 A	14.018 B	14.028 B
14.008 E	14.019 D	14.029 C
14.009 D	14.020 E	14.030 D
14.010 B	14.021 A	14.031 E
14.011 D		

15. Erkrankungen des Bewegungsapparates

15.001 A	15.009 D	15.017 A
15.002 A	15.010 E	15.018 A
15.003 D	15.011 D	15.019 D
15.004 C	15.012 B	15.020 B
15.005 D	15.013 A	15.021 A
15.006 E	15.014 C	15.022 C
15.007 B	15.015 D	15.023 D
15.008 C	15.016 A	15.024 B

16. Pathologie des Nervensystems

16.001 B	16.019 C	16.037 E
16.002 A	16.020 C	16.038 B
16.003 D	16.021 D	16.039 E
16.004 A	16.022 D	16.040 E
16.005 C	16.023 B	16.041 A
16.006 E	16.024 B	16.042 C
16.007 E	16.025 A	16.043 D
16.008 C	16.026 A	16.044 A
16.009 A	16.027 B	16.045 B
16.010 B	16.028 C	16.046 B
16.011 A	16.029 D	16.047 C
16.012 E	16.030 B	16.048 A
16.013 A	16.031 B	16.049 C
16.014 E	16.032 D	16.050 A
16.015 C	16.033 B	16.051 E
16.016 A	16.034 A	16.052 C
16.017 A	16.035 D	16.053 B
16.018 D	16.036 C	16.054 A

Antwortenschlüssel für Spezielle Pathologie (GK 3)

1. Gehirn und Rückenmark (Zentralnervensysten)

1.001 B	1.010 D	1.019 A
1.002 A	1.011 C	1.020 C
1.003 C	1.012 A	1.021 B
1.004 B	1.013 B	1.022 A
1.005 A	1.014 E	1.023 A
1.006 D	1.015 D	1.024 E
1.007 C	1.016 C	1.025 A
1.008 E	1.017 C	1.026 A
1.009 D	1.018 E	1.027 C

2. Periphere Nerven

2.001 E	2.003 A	2.004 B
2.002 B		

3. Auge und Ohr

3.001 C	3.005 B	3.009 D
3.002 E	3.006 E	3.010 C
3.003 B	3.007 C	3.011 E
3.004 A	3.008 B	

4. Haut

4.001 D	4.010 B	4.019 E
4.002 A	4.011 C	4.020 C
4.003 C	4.012 A	4.021 D
4.004 D	4.013 D	4.022 E
4.005 D	4.014 B	4.023 B
4.006 B	4.015 C	4.024 A
4.007 D	4.016 D	4.025 C
4.008 A	4.017 D	4.026 A
4.009 C	4.018 B	4.027 B

4.028 E	4.031 A	4.034 B
4.029 D	4.032 D	4.035 C
4.030 D	4.033 E	

5. Atemtrakt

5.001 B	5.019 D	5.037 E
5.002 E	5.020 E	5.038 D
5.003 C	5.021 A	5.039 A
5.004 A	5.022 B	5.040 C
5.005 D	5.023 B	5.041 A
5.006 C	5.024 E	5.042 D
5.007 E	5.025 B	5.043 B
5.008 B	5.026 A	5.044 A
5.009 A	5.027 D	5.045 C
5.010 C	5.028 C	5.046 B
5.011 D	5.029 A	5.047 E
5.012 B	5.030 E	5.048 B
5.013 B	5.031 B	5.049 E
5.014 A	5.032 E	5.050 A
5.015 B	5.033 D	5.051 C
5.016 C	5.034 D	5.052 E
5.017 C	5.035 E	5.053 A
5.018 B	5.036 A	

6. Mediastinum und Thymus

6.001 A	6.009 C	6.017 B
6.002 B	6.010 E	6.018 B
6.003 B	6.011 C	6.019 A
6.004 C	6.012 B	6.020 C
6.005 C	6.013 E	6.021 E
6.006 D	6.014 C	6.022 D
6.007 E	6.015 B	6.023 E
6.008 E	6.016 A	6.024 E

7. Herz und Gefäße

7.001 A	7.008 E	7.015 B
7.002 A	7.009 B	7.016 A
7.003 C	7.010 D	7.017 D
7.004 B	7.011 F	7.018 C
7.005 A	7.012 A	7.019 E
7.006 C	7.013 C	7.020 C
7.007 A	7.014 E	7.021 C

7.022 C	7.026 E	7.029 B
7.023 A	7.027 C	7.030 A
7.024 D	7.028 A	7.031 B
7.025 B		

8. Verdauungstrakt

8.001 B	8.041 A	8.081 E
8.002 B	8.042 D	8.082 C
8.003 A	8.043 C	8.083 A
8.004 C	8.044 D	8.084 C
8.005 C	8.045 E	8.085 C
8.006 A	8.046 E	8.086 B
8.007 C	8.047 D	8.087 A
8.008 B	8.048 D	8.088 D
8.009 E	8.049 A	8.089 C
8.010 B	8.050 D	8.090 C
8.011 C	8.051 B	8.091 A
8.012 E	8.052 A	8.092 D
8.013 D	8.053 C	8.093 B
8.014 A	8.054 B	8.094 C
8.015 E	8.055 D	8.095 B
8.016 E	8.056 C	8.096 A
8.017 B	8.057 B	8.097 E
8.018 A	8.058 A	8.098 A
8.019 D	8.059 A	8.099 A
8.020 E	8.060 C	8.100 D
8.021 C	8.061 E	8.101 E
8.022 B	8.062 D	8.102 A
8.023 C	8.063 C	8.103 D
8.024 D	8.064 A	8.104 B
8.025 B	8.065 E	8.105 E
8.026 A	8.066 C	8.106 D
8.027 C	8.067 D	8.107 C
8.028 B	8.068 A	8.108 C
8.029 C	8.069 D	8.109 E
8.030 D	8.070 C	8.110 D
8.031 A	8.071 D	8.111 B
8.032 B	8.072 D	8.112 D
8.033 C	8.073 E	8.112 A
8.034 C	8.074 B	8.114 A
8.035 B	8.075 D	8.115 A
8.036 D	8.076 C	8.116 C
8.037 C	8.077 A	8.117 B
8.038 D	8.078 E	8.118 C
8.039 A	8.079 A	8.119 E
8.040 B	8.080 B	

9. Peritoneum

9.001 A	9.006 D	9.010 A
9.002 B	9.007 C	9.011 B
9.003 E	9.008 C	9.012 A
9.004 A	9.009 D	9.013 E
9.005 C		

10. Endokrine Organe

10.001 C	10.011 B	10.021 A
10.002 B	10.012 E	10.022 D
10.003 B	10.013 A	10.023 D
10.004 B	10.014 B	10.024 B
10.005 B	10.015 A	10.025 E
10.006 E	10.016 A	10.026 E
10.007 E	10.017 B	10.027 A
10.008 A	10.018 C	10.028 D
10.009 D	10.019 A	10.029 E
10.010 C	10.020 D	10.030 C

11. Nieren

11.001 E	11.017 D	11.033 E
11.002 D	11.018 A	11.034 A
11.003 D	11.019 C	11.035 E
11.004 C	11.020 A	11.036 C
11.005 A	11.021 C	11.037 E
11.006 B	11.022 A	11.038 A
11.007 E	11.023 D	11.039 B
11.008 E	11.024 B	11.040 E
11.009 C	11.025 A	11.041 A
11.010 B	11.026 B	11.042 D
11.011 B	11.027 A	11.043 D
11.012 A	11.028 A	11.044 C
11.013 A	11.029 D	11.045 B
11.014 C	11.030 D	11.046 A
11.015 A	11.031 E	11.047 E
11.016 A	11.032 D	11.048 B

12. Ableitende Harnwege

12.001 C	12.004 A	12.007 E
12.002 A	12.005 B	12.008 A
12.003 B	12.006 D	12.009 B

12.010	C	12.017	B	12.023	C
12.011	B	12.018	B	12.024	D
12.012	C	12.019	B	12.025	A
12.013	E	12.020	E	12.026	B
12.014	C	12.021	B	12.027	C
12.015	B	12.022	A	12.028	D
12.016	A				

13. Männliche Geschlechtsorgane

13.001	D	13.013	C	13.025	D
13.002	C	13.014	B	13.026	E
13.003	B	13.015	A	13.027	C
13.004	E	13.016	B	13.028	A
13.005	A	13.017	A	13.029	A
13.006	C	13.018	D	13.030	D
13.007	B	13.019	E	13.031	A
13.008	C	13.020	C	13.032	C
13.009	A	13.021	B	13.033	A
13.010	E	13.022	A	13.034	B
13.011	D	13.023	B	13.035	E
13.012	D	13.024	A	13.036	D

14. Weibliche Geschlechtsorgane

14.001	D	14.020	B	14.039	D
14.002	E	14.021	E	14.040	A
14.003	E	14.022	C	14.041	E
14.004	A	14.023	E	14.042	A
14.005	D	14.024	A	14.043	D
14.006	C	14.025	C	14.044	B
14.007	A	14.026	E	14.045	C
14.008	B	14.027	D	14.046	B
14.009	C	14.028	D	14.047	B
14.010	E	14.029	B	14.048	E
14.011	D	14.030	E	14.049	C
14.012	B	14.031	D	14.050	C
14.013	A	14.032	D	14.051	A
14.014	D	14.033	B	14.052	D
14.015	D	14.034	D	14.053	B
14.016	B	14.035	C	14.054	D
14.017	B	14.036	D	14.055	B
14.018	E	14.037	A	14.056	C
14.019	B	14.038	C		

15. Pathologie der Schwangerschaft

15.001 E	15.003 A	15.005 B
15.002 C	15.004 B	

16. Knochenmark

16.001 B	16.011 B	16.021 E
16.002 C	16.012 D	16.022 D
16.003 A	16.013 C	16.023 E
16.004 E	16.014 A	16.024 B
16.005 D	16.015 B	16.025 A
16.006 C	16.016 E	16.026 B
16.007 C	16.017 C	16.027 C
16.008 D	16.018 B	16.028 B
16.009 A	16.019 A	16.029 A
16.010 D	16.020 C	

17. Lymphknoten

17.001 B	17.014 D	17.026 C
17.002 A	17.015 C	17.027 D
17.003 B	17.016 E	17.028 D
17.004 E	17.017 B	17.029 B
17.005 D	17.018 B	17.030 A
17.006 D	17.019 D	17.031 D
17.007 B	17.020 B	17.032 A
17.008 D	17.021 E	17.033 C
17.009 C	17.022 B	17.034 B
17.010 C	17.023 E	17.035 C
17.011 C	17.024 E	17.036 B
17.012 C	17.025 A	17.037 A
17.013 E		

18. Milz

18.001 A	18.006 D	18.010 D
18.002 D	18.007 B	18.011 C
18.003 A	18.008 A	18.012 C
18.004 C	18.009 C	18.013 B
18.005 E		

19. Skelettmuskulatur

19.001 B	19.007 C	19.013 C
19.002 A	19.008 A	19.014 B
19.003 A	19.009 E	19.015 E
19.004 B	19.010 B	19.016 A
19.005 A	19.011 A	19.017 C
19.006 D	19.012 D	19.018 B

20. Bindegewebserkrankungen

20.001 C	20.006 A	20.011 A
20.002 C	20.007 C	20.012 D
20.003 E	20.008 D	20.013 C
20.004 E	20.009 E	20.014 A
20.005 E	20.010 A	20.015 B

21. Knochen und Knorpel

21.001 C	21.008 A	21.015 E
21.002 D	21.009 B	21.016 B
21.003 E	21.010 E	21.017 C
21.004 D	21.011 E	21.018 A
21.005 E	21.012 C	21.019 B
21.006 E	21.013 A	21.020 E
21.007 B	21.014 D	21.021 D

22. Gelenke

22.001 D	22.012 B	22.023 A
22.002 E	22.013 A	22.024 A
22.003 A	22.014 D	22.025 A
22.004 E	22.015 B	22.026 E
22.005 D	22.016 A	22.027 A
22.006 C	22.017 D	22.028 E
22.007 E	22.018 D	22.029 B
22.008 D	22.019 D	22.030 C
22.009 B	22.020 C	22.031 A
22.010 A	22.021 B	22.032 A
22.011 D	22.022 E	22.033 D

23. Sehnen, Sehnenscheiden, Schleimbeutel und Faszien

23.001 B	23.005 E	23.009 A
23.002 A	23.006 B	23.010 E
23.003 B	23.007 E	23.011 A
23.004 D	23.008 D	23.012 B

Titel des Buches: **Examens-Fragen**
Pathologie, 3. Auflage

Was können wir bei der nächsten Auflage besser machen?

Zur inhaltlichen und formalen Verbesserung unserer Lehrbücher bitten wir um Ihre Mithilfe. Wir würden uns deshalb freuen, wenn Sie uns die nachstehenden Fragen beantworten könnten.

1. Finden Sie ein Kapitel besonders gut dargestellt? Wenn ja, welches und warum? _____
_____
_____

2. Welches Kapitel hat Ihnen am wenigsten gefallen. Warum? _____
_____
_____

3. Bringen Sie bitte dort ein × an, wo Sie es für angebracht halten.

	Vorteilhaft	Angemessen	Nicht angemessen
Preis des Buches			
Umfang			
Aufmachung			
Abbildungen			
Tabellen und Schemata			
Register			

	Sehr wenige	Wenige	Viele	Sehr viele
Druckfehler				
Sachfehler				

4. Spezielle Vorschläge zur Verbesserung dieses Textes (u. a. auch zur Vermeidung von Druck- und Sachfehlern) _____
_____
_____
_____
_____
_____

bitte wenden!

5. Bitte teilen Sie uns mit, auf welchen Fachgebieten Ihrer Meinung nach moderne Lehrbücher fehlen. Dazu folgende kurze Charakterisierung unserer eigenen Werke:

Fragensammlungen = Examensfragen zur Vorbereitung auf Prüfungen
Basistexte = vermitteln nach der neuen Approbationsordnung das für das Examen wichtige Stoffgebiet
Kurzlehrbücher = zur Vertiefung des Basiswissens gedacht; für den sorgfältigen Studenten
Lehrbücher = Umfassende Darstellungen eines Fachgebietes; zum Nachschlagen spezieller Informationen

Fachgebiet	Fragensammlungen	Basistexte	Kurzlehrbücher	Lehrbücher

Bei Rücksendung werden Sie automatisch in unsere Adressenliste aufgenommen.
Name
Adresse

Fachstudium
Semester
Ärztliche Vorprüfung
Datum/Unterschrift

Wir danken Ihnen für die Beantwortung der Fragen und bitten um Einsendung des Blattes an:

Frau M. Kalow
Springer-Verlag
Neuenheimer Landstraße 28
6900 Heidelberg 1

Examens-Fragen Medizin *Eine Auswahl*

Examens-Fragen Pharmakologie und Toxikologie. Zum Gegenstandskatalog. Herausgeber: H. Bader.
Teil 1:
Allgemeine und Systematische Pharmakologie und Toxikologie. Unter Mitarbeit zahlreicher Fachwissenschaftler. 3., neubearbeitete Auflage. 1981. DM 19,80.
ISBN 3-540-10308-2
Teil 2:
Spezielle Pharmakologie. 3., neubearbeitete Auflage. 1981. DM 16,80.
ISBN 3-540-10309-0

Examens-Fragen Klinische Chemie. Zum Gegenstandskatalog. Herausgeber: K. Borner. Unter Mitarbeit von E. Henkel, R. Kattermann, W. Prellwitz, H. Schmidt, W. Vogt. 2., überarbeitete Auflage. 1981. DM 27,-.
ISBN 3-540-10456-9

Examens-Fragen Biomathematik. Herausgeber: A. Heinecke, E. Hultsch, R. Repges, F. Wingert. 1975. DM 18,-. ISBN 3-540-07198-9

Examens-Fragen Innere Medizin. Zu den Gegenstandskatalogen 3 und 4. Von H. Heinzler, E. Kasparek, F. Schön. 5., überarbeitete Auflage. 1979. DM 32,-. ISBN 3-540-09426-1

Examens-Fragen Kinderheilkunde. Zum Gegenstandskatalog. Von G. A. von Harnack, O. Hövels. 3., überarbeitete und erweiterte Auflage. 1980. DM 29,80.
ISBN 3-540-09805-4

Springer-Verlag
Berlin
Heidelberg
New York

Examens-Fragen Dermatologie. Zum Gegenstandskatalog. Herausgeber: G. Burg, R. Kolz, G. Lonsdorf. Vorwort von O. Braun-Falco. 4., völlig neubearbeitete und erweiterte Auflage. 1979. DM 24,-.
ISBN 3-540-09179-3

Examens-Fragen Chirurgie. Zum Gegenstandskatalog 3. Von H. Heinzler, E. Kasparek, F. Schön. 2., überarbeitete Auflage. 1980. DM 36,-. ISBN 3-540-09931-X

Examens-Fragen Gynäkologie und Geburtshilfe. Zum Gegenstandskatalog 3. Herausgeber: E. Kasparek, F. Schön. 1979. DM 18,-.
ISBN 3-540-09139-4

Examens-Fragen Neurologie. Zum Gegenstandskatalog. Herausgeber: K. L. Birnberger, D. Burg. 3., überarbeitete Auflage. 1981. DM 20,-.
ISBN 3-540-10974-9

Examens-Fragen Psychiatrie. Bearbeiter und Herausgeber: A. Beinhauer. Unter Mitwirkung zahlreicher Fachwissenschaftler. 1974. DM 14,-. ISBN 3-540-06925-9

Examens-Fragen Arbeitsmedizin. Herausgeber: G. Lehnert, J. Rutenfranz, H. Valentin, H. Wittgens, G. Jansen. DM 14,-.
ISBN 3-540-06069-3

Examens-Fragen Rechtsmedizin. Zum Gegenstandskatalog. Herausgeber: W. Schwerd, H. J. Wagner. 2., neubearbeitete Auflage. 1981. DM 18,-. ISBN 3-540-10412-7

Examens-Fragen Anaesthesiologie und Intensivmedizin. Zum Gegenstandskatalog. Herausgeber: H. Kreuscher. 2., neubearbeitete Auflage. 1980. DM 16,80.
ISBN 3-540-10321-X

Lehrbuch der Allgemeinen Pathologie und der Pathologischen Anatomie

Herausgeber: M. Eder, P. Gedigk
Mit Beiträgen zahlreicher Fachwissenschaftler
30., neubearbeitete Auflage. 1977. 785 zum
Teil farbige Abbildungen. XXXVII, 848 Seiten
(mit einem 'Hinweis-Register' auf die Gegenstandskataloge 2–4 des Institutes für Medizinische Prüfungsfragen, Mainz).
Gebunden DM 96,–.
ISBN 3-540-08386-3

Inhaltsübersicht: Allgemeine Pathologie: Zell- und Gewebsschäden. Örtliche und allgemeine Störungen des Kreislaufs. Entzündung. Allgemeine Immunologie und Immunpathologie. Pathologie des Wachstums und der Differenzierung. – Allgemeine Ätiologie. – Spezielle Pathologische Anatomie: Kreislauforgane. Blut und blutbildende Organe. Drüsen mit innerer Sekretion. Nervensystem. Verdauungstrakt. Große Verdauungsdrüsen. Atmungsorgane. Niere und harnableitende Organe. Männliche Geschlechtsorgane. Weibliche Geschlechtsorgane. Mamma. Haut- und Hautanhangsgebilde. Bewegungsorgane.

Das Konzept, in **einem** Lehrbuch die Allgemeine und Spezielle Pathologie darzustellen, wurde auch in der 30. Auflage des vorliegenden Buches beibehalten. Die straffe Form der Darstellung ermöglicht es dem Studierenden das Fach Pathologie zu erlernen und gleichzeitig die Problematik und Bedeutung der Krankheitslehre zu verstehen. In der Neuauflage wurden entsprechend dem raschen Fortschritt des Wissens in fast allen Abschnitten Einfügungen und Verbesserungen vorgenommen, kleinere Kapitel wurden ergänzend hinzugefügt, den Änderungen im Gegenstandskatalog wurde Rechnung getragen.

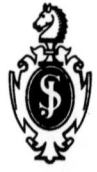

Springer-Verlag
Berlin
Heidelberg
New York

Zu jeder Aufgabe werden 5 mögliche Antworten A-E angeboten, von denen nur eine zutrifft. Jeder Kandidat soll in der Prüfung auch dann eine der 5 Antworten A-E ankreuzen, wenn er die richtige Lösung nicht kennt. In diesem Fall besteht immerhin die Chance 1:5, aus den vorgegebenen Antworten die richtige zu raten.

Fragentyp A = Einfachauswahl
Auf eine Frage oder unvollständige Aussage folgen 5 Antworten oder Ergänzungen, von denen eine einzige auszuwählen ist.
Wenn nach der einzig falschen Antwort gefragt wird, so geht dies aus dem Aufgabentext ausdrücklich hervor.

Fragentyp B = Aufgabengruppe mit gemeinsamem Antwortangebot (Zuordnung)
Jede Aufgabe besteht aus
a) einer beliebigen Anzahl von numerierten Begriffen, Fragen oder Aussagen (= Aufgabenliste = Liste 1).
b) 5 durch die Buchstaben A-E gekennzeichneten Antwortmöglichkeiten (= Liste 2).
Eine Fragengruppe enthält so viele - einzeln bewertete - Aufgaben, wie die Aufgabenliste Punkte hat.
Zu jeder numerierten Aufgabe ist die Antwort A-E auszuwählen, die für zutreffend gehalten wird. Jede Antwortmöglichkeit kann einmal, mehrmals oder überhaupt nicht als Lösung vorkommen.

Fragentyp C = kausale Verknüpfung
Dieser Aufgabentyp besteht aus zwei durch das Wort „weil" verknüpften Feststellungen.
Jede der beiden Feststellungen kann unabhängig von der anderen richtig oder falsch sein. Wenn sie beide richtig sind, kann die Verknüpfung durch „weil" richtig oder falsch sein.
Bitte kreuzen Sie die Antwort A-E an, die nach Ihrer Meinung die beiden Feststellungen und ihre Verknüpfung richtig beurteilt:

Antwort	Feststellung 1	Feststellung 2	Verknüpfung
A	richtig	richtig	richtig
B	richtig	richtig	falsch
C	richtig	falsch	–
D	falsch	richtig	–
E	falsch	falsch	–

Fragentyp D = Antworten mit Aussagenkombinationen
Auf eine Frage oder unvollständige Aussage folgen numerierte Begriffe oder Sätze, von denen einer oder mehrere zutreffen können.
Wählen Sie bitte unter den Aussagekombinationen die zutreffende Antwort aus:

A = Nur 1, 2 und 3 sind richtig.
B = Nur 1 und 3 sind richtig.
C = Nur 2 und 4 sind richtig.
D = Nur 4 ist richtig.
E = Alle Aussagen sind richtig.

MIX
Papier aus verantwortungsvollen Quellen
Paper from responsible sources
FSC® C105338

If you have any concerns about our products,
you can contact us on
ProductSafety@springernature.com

In case Publisher is established outside the EU,
the EU authorized representative is:
**Springer Nature Customer Service Center GmbH
Europaplatz 3, 69115 Heidelberg, Germany**

Printed by Libri Plureos GmbH
in Hamburg, Germany